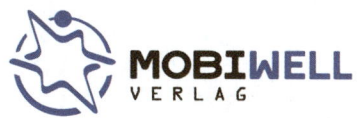

Sharon Falsetto

Authentische Aromatherapie

Ätherische Öle und Mischungen für Gesundheit, Schönheit und eine Wohnumgebung zum Wohlfühlen

Sharon Falsetto
Authentische Aromatherapie

Deutsche Erstausgabe, 2019

Übersetzung: Alina Becker, Thomas Ditterich
Korrektur: Alexander Böhm
Layout: Inna Kralovyetts

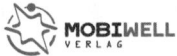

service@mobiwell.com
© Copyright 2019 für die deutschsprachige Ausgabe
bei Mobiwell Verlag, Immenstadt

Titel der Originalausgabe: „Authentic Aromatherapy"
published by Skyhorse Publishing
© Copyright 2014, 2016 by Sharon Falsetto

ISBN: 978-3-944887-58-6

Für meine Großmutter Eva

Inhalt

Teil drei: Handbuch ätherischer Öle 121

Haftungsausschluss

Die Informationen, die den Lesern in diesem Buch gegeben werden, sind dazu gedacht, dass sie die Aromatherapie persönlich theoretisch und praktisch kennen lernen können. Für den Gebrauch bestimmter Produkte oder die Inanspruchnahme bestimmter Dienstleistungen, die in diesem Zusammenhang erwähnt werden, wird weder plädiert noch werden sie gebilligt. Die Autorin garantiert nicht, dass die Verwendung ätherischer Öle die Wirkung hat, wie es in diesem Buch dargestellt ist. Sie ist nicht berechtigt, Gesundheitsprobleme, wo solche erwähnt werden, zu diagnostizieren oder zu behaupten, diese behandeln zu können. Wenngleich die größtmögliche Anstrengung unternommen wurde, um sicherzustellen, dass die dargebotenen Informationen nach bestem Wissen der Autorin richtig sind, übernimmt sie nicht die Verantwortung dafür, wie die Leser die Informationen dieses Buches nutzen.

Dieses Buch ist nicht dafür gedacht, eine fachliche Ausbildung zu ersetzen, sondern als ein allgemeines Handbuch für jene, die Informationen zur Thematik suchen. Die Informationen, die in diesem Buch gegeben werden, beziehen sich auf die äußerliche Anwendung ätherischer Öle. Sowohl die innerliche Anwendung ätherischer Öle als auch die Verwendung von Kräutern oder anderen Pflanzen der Kräuterheilkunde mögen eine andere Wirkung haben und werden hier nicht ausführlich dargestellt.

Außerdem wird keine der in diesem Buch vertretenen Behauptungen von der U. S. Food and Drug Administration [Behörde für Lebens- und Arzneimittel; Anm. d. Übers.] oder irgendeiner Regierungsstelle weltweit gebilligt. Die Autorin und der Verlag übernehmen keine Verantwortung und sind nicht haftbar für die Anwendung oder die missbräuchliche Verwendung der gegebenen Informationen, die zu Gesundheits- oder Sachschäden führen könnte. Dieses Buch ist kein Ersatz für eine medizinische Beratung durch einen Arzt, und es wird dazu geraten, medizinische Hilfe oder den Rat eines zertifizierten und erfahrenen Fachmannes für Aromatherapie zu suchen, wo es erforderlich ist, bevor man von den in diesem Buch gegebenen Informationen Gebrauch macht.

Über das Buch

„Authentische Aromatherapie" ist als ein vollständiges Handbuch für den Anfänger der Aromatherapie geschrieben, in der Absicht, die ganze Thematik der Aromatherapie und der ätherischen Öle zu entmystifizieren und Menschen die vielen Möglichkeiten bekannt zu machen, wie man ätherische Öle zu Hause anwenden kann. Es ist eine einfache Einführung sowohl für medizinisches Fachpersonal als auch für Laien, die in der Aromatherapie neu sind.

„Authentische Aromatherapie" ist in drei Hauptteile gegliedert. *Teil eins*: „Die Grundlagen ätherischer Öle" befasst sich mit der Geschichte des Gebrauches von Düften und Heilpflanzen, dem Unterschied zwischen ätherischen Ölen, Duftölen und anderen Pflanzenextrakten, der Qualität ätherischer Öle und wie sie extrahiert werden. Es werden auch grundlegende Informationen über die chemische Zusammensetzung ätherischer Öle gegeben.

Teil zwei: „Gebrauch ätherischer Öle" befasst sich damit, wie ätherische Öle wirken und mit den vielen verschiedenen Möglichkeiten, wie man sie für sich selbst und in der eigenen Wohnung sicher anwenden kann. *Teil drei*: „Hand-

buch ätherischer Öle" gibt dem Leser 40 steckbriefartige Beschreibungen ätherischer Öle, die dafür geeignet sind, auf die in Teil zwei beschriebene Art und Weise verwendet zu werden.

„Authentische Aromatherapie" ist dafür konzipiert, als Ganzes gelesen zu werden, aber die Aufteilung in drei Teile macht es dem Leser leicht, auf ein bestimmtes ätherisches Öl oder einen bestimmten Abschnitt zurückzukommen, immer und immer wieder, wie es erforderlich ist.

Ich hoffe, dass „Authentische Aromatherapie" sich als umfassende Einführung in das Thema ätherische Öle bewähren und für die Leserinnen und Leser der Beginn ihrer Reise in die Welt der Aromatherapie sein wird! Es gibt so viel mehr Informationen, die ich in dieses Buch hätte aufnehmen können, aber ich glaube, dass die Leserinnen und Leser in diesem Buch ein angemessenes Nachschlagewerk sehen werden, um ihre Reise zu beginnen. Wenn es ihnen hilft, eine Information zu entmystifizieren oder sie mit einer neuen Möglichkeit, ätherische Öle einzusetzen, bekannt macht, war es meine Mühe wert, dieses Buch zu schreiben.

Einleitung

Von der Aromatherapie wird oft angenommen, dass es um nichts anderes ginge als darum, angenehme Gerüche zu produzieren. Es geht aber um so viel mehr! Der Gebrauch von Pflanzenextrakten und Gerüchen hat eine lange Geschichte – sowohl als kosmetisches als auch als medizinisches Mittel – aber erst in jüngster Vergangenheit ist das Interesse an der Aromatherapie wieder gestiegen.

Aromatherapie wird als Therapie oft missverstanden, da die Bezeichnung Aromatherapie eine breite Bedeutung hat und gelegentlich sowohl in der Aromatherapiebranche als auch ganz allgemein missbraucht wird. Aromatherapie ist ein Wort, das benutzt wird, um alles von einer Kerze mit echten ätherischen Ölen bis hin zu einem kommerziellen Lufterfrischer zu bezeichnen. Jedoch könnten diese beiden Produkte ihrer Herkunft, ihrer chemischen Zusammensetzung und ihrem Nutzen nach nicht unterschiedlicher sein.

Mir selbst waren diese Unterschiede nicht wirklich klar, bis ich mich vor mehreren Jahren auf meine professionelle „Studienreise" in der Aromatherapie begab. Seitdem bin ich von einem Land (Vereinigtes Königreich) in ein anderes (Vereinigte Staaten) umgezogen und habe – durch andere Augen und an verschiedenen Orten – erfahren, welche Auffassung die Menschen von der Aromatherapie haben.

Während meiner „Reise" hatte ich das Glück, von einigen wunderbaren Lehrern geschult zu werden – auf die eine oder andere Weise –, und die Gelegenheit, die Quelle ätherischer Öle und die Pflanzen selbst zu studieren, hautnah in Frankreich. Jedoch sind es vielleicht die Kunden und all die Personen, die sich mit Aromatherapie befassen, mit denen ich in meinem Tagesgeschäft Kontakt habe, die mich durch ihre verschiedenen Wünsche und Fragen dazu gebracht haben, dass ich die vielen verschiedenen Möglichkeiten, ätherische Öle zu verwenden, verstehen und schätzen gelernt habe.

Teil eins

Die Grundlagen ätherischer Öle

I

Kurze Geschichte der Düfte und des Gebrauchs von Heilpflanzen

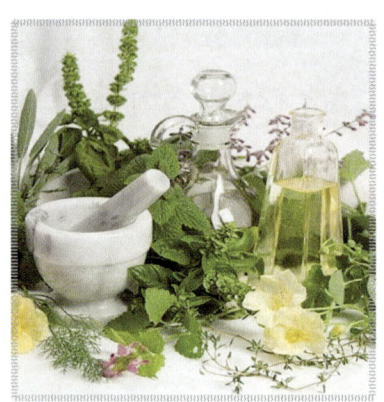

Alte Geschichte

Viele verfolgen die Geschichte der Aromatherapie zurück zu den antiken Kulturen in Indien, China und Ägypten. Diese Kulturvölker verwendeten kein ätherisches Öl an sich, so wie wir es heutzutage kennen, aber sie machten ausgiebig Gebrauch von Pflanzen, um Heilmittel und wohlriechende Kosmetika daraus herzustellen. Dieses Kapitel handelt davon, welche Rolle diese Pflanzen und Düfte in verschiedenen Kulturen und Epochen spielten.

Antikes Indien

Wenngleich genaue Aufzeichnungen fehlen, besitzt Indien vielleicht eines der ältesten Zeugnisse über den medizinischen Gebrauch von Duftpflanzen. Das indische Buch Veda datiert etwa auf 2000 v. Chr., doch Duftpflanzen dürften schon früher verwendet worden sein. Dieses uralte Buch nennt über siebenhundert Pflanzen, darunter Sandelholz, Myrrhe und Zimt.

Antikes China

Auch in China wurden Pflanzen bereits vor Jahrtausenden medizinisch genutzt. Eine der ältesten chinesischen Aufzeichnungen über Medizin, das Buch des Gelben Kaisers zur Inneren Medizin, datiert auf ungefähr 2000 v. Chr. Ingwer wird in diesem Buch als Bestandteil eines Heilmittels erwähnt.

Antikes Ägypten

Im Altertum erkannten die Ägypter als eines der ersten Kulturvölker die vielen Anwendungsmöglichkeiten von Heilpflanzen. Darüber hinaus machten sie vielfältige Aufzeichnungen über ihre Erkenntnisse und ihren Pflanzengebrauch und damit solcherlei Informationen für Menschen heutzutage zugänglich. Sie verwendeten nicht nur die Pflanze selbst für verschiedene Gebrechen und religiöse Bräuche, sondern das aus einer solchen Pflanze extrahierte Öl wurde auch zum Heilen, Parfümieren und zur Schönheitspflege verwendet. Die damals von den alten Ägyptern verwendeten Extraktionsmethoden waren nicht die gleichen, die heutzutage angewendet werden, um Öl aus einer Pflanze zu gewinnen, aber sie waren nicht allzu verschieden. Mit der Zeit entwickelte sich der Vorgang zum heutigen Destillationsverfahren zur Gewinnung ätherischer Öle.

Den Ägyptern standen viele der von ihnen im Alltagsleben verwendeten, heilenden Duft-
pflanzen zur Verfügung und sie konnten sie anbauen. Auf den fruchtbaren Ebenen des Nils gediehen selbst Duftpflanzen aus exotischen Ländern wie Persien oder Syrien ausgezeichnet. Persien war die Heimat der in der Bibel erwähnten Hängenden Gärten von Babylon, eines üppigen Paradieses duftender Bäume, Blumen und Kräuter. Duftende Bäume und Pflanzen wie Sandelholz, Myrrhe, Weihrauch und Zistrose waren im Tal um den Nil anzutreffen, das bald als die „Wiege der Medizin" bekannt wurde. Sowohl die Griechen als auch die Römer reisten in antiker Zeit nach Ägypten, um am Wissensschatz der Ägypter über Düfte teilzuhaben.

Zu jener Zeit spielten Heilpflanzen und Düfte im Leben eines Ägypters eine beherrschende Rolle. Düfte wurden bei religiösen Feierlichkeiten und geheiligten Zeremonien genutzt, zusätzlich zu kosmetischen und therapeutischen Anwendungen. Sie wurden aus Pflanzen wie Myrrhe, Wacholder und Safran extrahiert und in den antiken Tempeln zur Ehre von Göttern dargeboten. Nach dem Tod wurden Pflanzenparfüme zur Mumifizierung der Leichen verwendet, damit der Verstorbene das ewige Leben leichter erlange.

Hieroglyphen in Tempeln wie jenen in Edfu beweisen den Gebrauch von Duftpflanzen im antiken Ägypten. In Edfu findet sich auch die Beschreibung eines der berühmtesten ägyptischen Parfüme, Kyphi. Die genauen Zutaten des Rezeptes sind Gegenstand von Spekulationen und hängen davon ab, welchen Text man liest, doch Kyphi stand im Ruf, Ängstlichkeit zu lindern, den Schlaf zu verbessern und noch bei manch anderen Leiden hilfreich zu sein. Essenzen wie Kyphi wurden sowohl als Parfüm, als auch als Heilmittel verwendet, zusätzlich zum Einbalsamieren von Leichen.

Das mehrere tausend Jahre alte Grab des Pharaos Tutanchamun beweist sowohl den Gebrauch als auch die antiseptischen Eigenschaften der ägyptischen Duftharze und Duftöle. Als das Grab 3000 Jahre nach dem Tod des Pharaos geöffnet wurde, war das Aroma von Weihrauch und Myrrhe noch deutlich wahrzunehmen. Weitere Anhaltspunkte für die Nutzung von Pflanzen im antiken Ägypten gibt es im Papyrus Ebers. Der Papyrus Ebers ist eine der frühesten ägyptischen Aufzeichnungen über die Verwendung von Arzneipflanzen und gibt Einblick in die Welt der Duftpflanzen im antiken Ägypten. Obwohl der Papyrus Ebers auf das Jahr 1550 v. Chr. datiert, wurde er erst 1873 von dem Ägyptologen Ebers entdeckt. Er enthält ungefähr einhundert medizinische Verordnungen, darunter auch vertraute Duftpflanzen, die wir heutzutage kennen und verwenden.

Antikes Griechenland

Griechen, die vor einigen tausend Jahren die als „Wiege der Medizin" bekannte Region besuchten, waren sehr beeindruckt von dem, was sie bei den alten Ägyptern sahen und lernten. Dieses Wissen nahmen sie mit nach Hause. Einer jener griechischen Besucher war ein Arzt namens Hippokrates (460 v. Chr. – 370 v. Chr.). Hippokrates trug dazu bei, eine medizinische Schule auf der griechischen Insel Kos zu begründen – ein Ergebnis seiner Besuche in Ägypten und seines dort erworbenen Wissens. Hippokrates erhielt den Namen „Vater der Medizin" für seinen Beitrag auf dem Gebiet der Medizin.

Es heißt, dass Hippokrates seine Schüler im Schatten einer großen Platane über Arzneipflanzen und Kräuter unterrichtete: Heute steht immer noch eine Platane an dieser Stelle (wenngleich es nicht mehr der Baum von damals ist). Diese Gegend – ich war vor vielen Jahren selbst dort – ist heutzutage bei Besuchern beliebt, auch wegen dieser alten Geschichte. Die Lehren des Hippokrates sind in einer Sammlung von ungefähr 70 medizinischen Arbeiten aufgezeichnet, die in ihrer Gesamtheit Corpus Hippocraticum genannt werden. Es wird aber allgemein angenommen, dass Hippokrates nicht für den gesamten Inhalt dieser Arbeit verantwortlich war, sondern dass die Sammlung auch die Arbeit seiner Schüler und Anhänger enthielt.

Hippokrates war nicht der einzige berühmte Grieche seiner Zeit: Ein Grieche namens Megallus entwickelte aus Duftstoffen die Rezeptur für ein Parfüm, das unter dem Namen Megaleion bekannt wurde. Megaleion war zu seiner Zeit so bekannt wie einige der namhaften

Parfüme heutzutage. Angeblich hatte es heilende Eigenschaften, die Entzündungen linderten und für die Wundheilung nützlich waren. Außerdem schrieb ein griechischer Arzt namens Pedanios Dioskurides (40 n. Chr. – 90 n. Chr.) ein Buch mit dem Titel „De Materia Medica" [Über Heilmittel; Anm. d. Übers.]. Es wurde zu einem Wegbereiter der amtlichen Arzneibücher.

Wie die Ägypter nutzten auch die Griechen Duft als Teil ihres Alltagslebens: für die Schönheitspflege und Hygiene und um die Geburt eines Kindes oder eine Hochzeit zu feiern oder um eines Verstorbenen in einem feierlichen Rahmen zu gedenken. Sie benutzten Öle auf der Grundlage von Schwertlilie, Rose, Majoran und Lilie. Andere kostbare Essenzen waren Myrrhe, Weihrauch, Safran und Zimt. Duftöle wurden in der griechischen Gesellschaft als Zeichen der Gastfreundschaft verwendet – das Haar und die Füße einzuölen war gängige Praxis.

Selbst griechische Soldaten erkannten den Nutzen von Parfümen, Ölen und Cremes, die aus Pflanzen hergestellt wurden. Sie nutzten sie zum Schutz vor starker Sonnenstrahlung und zur Hygiene. Duftöle wurden auch verwendet, um Verletzungen aus Kämpfen zu behandeln.

In der Antike klassifizierten die Griechen das Wissen der Ägypter über Pflanzen und Aromen und zeichneten es auf. Das wiederum beeinflusste die Römer, die zunehmend Sinn für den Gebrauch von Duftpflanzen entwickelten.

Gebrauch im antiken Rom und in Pompeji

In antiker Zeit maßen die Römer dem Gebrauch von Pflanzen und Düften große Bedeutung bei. Aufgrund der riesigen Ausdehnung des Römischen Reiches verbreitete sich das Wissen über die Verwendung von Heilpflanzen schnell und auch in weit entfernte Gegenden.

Wenn die römischen Armeen in neue Gebiete vordrangen, hatten die Legionäre stets ihre Kräuter im Gepäck, wie zum Beispiel Rosmarin, Thymian und Fenchel. So kamen diese Pflanzen in Länder wie Großbritannien, wo sie heute noch in vielen Gärten wachsen.

Die Römer waren bekannt dafür, dass sie Duftpflanzen und Parfüme im Übermaß verwendeten, wenn sie verschwenderische Festmähler ausrichteten oder die römischen Bäder besuchten. Bis zum Jahr 1 v. Chr. schließlich ordneten die Römer jeder Gottheit einen bestimmten Duft oder eine bestimmte Pflanze zu, wie zum Beispiel Bernstein der Venus und Zimt dem Merkur.

Südlich von Rom lag die Stadt Pompeji, wo der Gebrauch von Duftpflanzen ebenfalls gängige Praxis war. Als im Jahr 79 n. Chr. der nahe gelegene Vulkan Vesuv ausbrach, wurde Pompeji unter einer gewaltigen Masse Asche und Lava verschüttet. Dank der bemerkenswert gut erhaltenen Überreste der Stadt wissen wir viel darüber, wie die Menschen im antiken Pompeji Pflanzen und Parfüme verwendeten. In neuerer

Zeit haben Archäologen bei Ausgrabungen in der antiken Stadt viele Fundstücke zutage gefördert, die zeigten, in welchem Ausmaß die Pompejer Duftpflanzen nutzten. Aufgrund ihrer Lage unterhalb der fruchtbaren Hänge des Vesuvs war die antike Stadt Pompeji für den Anbau vieler Pflanzen hervorragend geeignet, unter anderem Rose, Myrte und Lorbeere.

Antike Fresken im Haus der Vettier zeigen die Pflanzen- und Blumensammlungen und den Vorgang der Parfümherstellung. Pompejische Frauen stellten aus Duftpflanzen Parfüme und kosmetische Lotionen her, die auch für Heilbehandlungen verwendet wurden. Einige der Rezepte sind in verschiedenen Büchern und Aufzeichnungen aus jener Zeit überliefert (zum Beispiel jene von Gaius Plinius Secundus in Naturalis Historia und von Diskorides in De Materia Medica). Falls man auf diese großartigen Werke nicht zugreifen kann, geben Bücher wie Profumi, Ungenti e Acconciature in Pompei Antica (Perfumes, Ungents [sic; Anm. d. Übers.] and Hairstyles in Pompeii) von Carlo Giordano und Angelandrea Casale eine Zusammenfassung antiker Parfümrezepturen (man beachte, dass die tatsächlichen Parfümrezepturen noch weitere pflanzliche Zutaten enthalten haben können):

- *Mirtum-Laurum* – Lorbeere, Myrte, Myrrhe und Lilie
- *Rhodimum* – Rose, Fenchel und Myrrhe

- *Susinum* – Honig, Myrrhe, Safran, Lilie und Zimt

Besucht man die Ausgrabungsstätte von Pompeji heutzutage, so wie ich vor einigen Jahren, kann man einige der Fundstücke selbst sehen. Es ist ein faszinierender Einblick in eine Welt, die im Großen und Ganzen jahrhundertelang verloren war.

Anfänge der Destillation

Der persische Arzt Avicenna (980 n. Chr. – 1037 n. Chr.), auch als Ibn Sina bekannt, ist eine der bedeutendsten Persönlichkeiten, die mit ihrer Arbeit die moderne Destillation ätherischer Öle entwickelt haben. Avicenna hatte einen Großteil seines Wissens über Medizin von der griechischen, chinesischen und ayurvedischen Medizin, einschließlich der des Hippokrates. Er schrieb den medizinischen Text Kanon der Medizin, der in mittelalterlicher Zeit vielen Medizinstudenten bestens vertraut war. Doch obwohl Avicenna über ein bemerkenswertes Wissen über Medizin und besonders über Arzneipflanzen verfügte, ist es seine Erfindung des gekühlten Rohres bei der Destillation von Pflanzen, für die er in die Geschichte einging.

Wenngleich es bekannt ist, dass antike Kulturvölker, wie zum Beispiel die Ägypter, schon vor Avicennas Erfindung eine Art Destillation durchführten, wurde das ganze Verfahren dadurch erheblich verbessert, dass ein gekühltes

Rohr hinzugefügt wurde. Avicenna destillierte angeblich Rosen als eine der ersten Pflanzen mit dem neuen Destillationsverfahren. Interessanterweise wurden vor der Einführung des gekühlten Rohres ätherische Öle meist als ein Nebenprodukt des gesamten Vorganges angesehen und den Duftwässern (oder Hydrolaten, wie wir sie heute kennen), die hergestellt wurden, der Vorzug gegeben.

Mittelalterliche Kräuterbücher und Praktiken

Duftpflanzen wurden während der Kreuzzüge (eine Reihe heiliger Kriege zwischen den Sarazenen und Europäern zwischen 1095 und 1291) in das mittelalterliche Europa eingeführt sowie über die Gewürzrouten, als die Kluft zwischen Ost und West [durch die Seefahrt; Anm. d. Übers.] überbrückt wurde. Zwar brachten in antiker Zeit ursprünglich die Griechen und Römer ihr Wissen über Duftpflanzenmedizin aus Ägypten mit zurück, doch ging viel davon im frühen Mittelalter – auch finsteres Mittelalter genannt – verloren. Ein Teil dieses Wissens wurde jedoch auf abgelegenen Inseln im Mittelmeer bewahrt, wo Kreuzfahrer es auf ihrem Weg in die Heimat wiederentdeckten.

Mittelalterliche Klöster waren bekannt dafür, dass sie duftende Kräutergärten hatten, und Pflanzen wie Thymian, Lavendel und Rosmarin gediehen dort. Die vom Kreuzgang umgebenen Gärten innerhalb der Klostermauern waren

in einen Arzneigarten für medizinische Zwecke und einen Küchengarten für kulinarische Zwecke aufgeteilt.

Im 14. Jahrhundert wütete der Schwarze Tod (oder Beulenpest) in ganz Europa. Viele duftende Gewürze und Kräuter wurden im Kampf gegen diese tödliche Krankheit verwendet: Weihrauch und mehrere andere Pflanzen wurden in den Straßen abgebrannt oder um den Hals getragen, um die Menschen vor dem Schwarzen Tod zu schützen.

Im Laufe des Mittelalters nahmen das Wissen über Arzneipflanzen und das Verständnis ihrer Wirkung zu durch die Forschung des Arztes und Botanikers Paracelsus (1493 – 1541) sowie durch die mittelalterlichen Kräuterbücher, die der englische Botaniker John Gerard (1545 – 1612) und der Arzt Nicolas Culpeper (1616 – 1654) schrieben. Durch Reisen in die neue Welt nahm das Wissen über viele Arzneipflanzen zu.

Die Leidenschaft für französische Düfte

In Frankreich trugen mehrere bekannte Persönlichkeiten dazu bei, dass der Gebrauch von Düften und Heilpflanzen sich verbreitete. Einige französische Königinnen hatten anscheinend auf die eine oder andere Weise mit Düften zu tun. Katharina von Medici (1519 – 1589) war Königingemahlin in Frankreich von 1547 – 1559 und Ehefrau von König Heinrich II. von

Frankreich. Von Katharina von Medici wird gesagt, dass sie den Anbau der vielen Duftblumen veranlasst habe, die für das mediterrane Klima von Grasse (in Südfrankreich) geeignet waren. Die Grundlage dafür war das Wissen, das sie aus ihrer Heimat Italien mitbrachte. Die heutzutage in Grasse existierende Parfümindustrie ist das Ergebnis dieser frühen Anfänge.

Auch Königin Marie Antoinette von Frankreich (1755 – 1793) war an Düften interessiert, abgesehen von ihrer berüchtigten Leidenschaft für Mode. Sie hatte ihren persönlichen Parfümier, Jean-Louis Fargeon (1748 – 1806), der viele Parfüme und Düfte ausschließlich für die französische Königin kreierte. Jean-Louis Fargeon entwickelte viele Parfüme, auch das als Parfum de Trianon bekannte. Zu den Zutaten gehörten unter anderen Veilchen, Rose, Jonquille, Tuberose, Bernstein und Opopanax.

Fargeon stellte auch viele arzneiliche und duftende Lösungen für den Gebrauch in Marie Antoinettes Bad und Damenzimmer her sowie für ihre Schwangerschaften. Letzten Endes könnte Marie Antoinettes Freude an ihren Lieblingsparfümen und duftenden Heilmitteln sie das Leben gekostet haben. Elisabeth de Feydeau schreibt in A Scented Palace [dt.: Ein von Wohlgerüchen erfüllter Palast, Anm. d. Übers.], dass Marie Antoinettes Abreise sich verzögerte, als sie während der Französischen Revolution (1789 – 1799) versuchte, aus Frankreich zu fliehen, weil sie darauf bestand zu warten, damit zuvor noch ihre Lieblingsparfüme für sie hergestellt werden könnten. Sie wurde am 16. Oktober 1793 hingerichtet.

Aromatherapie heutzutage

Der Gebrauch von Duftpflanzen ließ in Ländern wie Großbritannien nach, als sich die industrielle Revolution (1760 – 1840/1850) durchsetzte. Menschen verließen ihr Zuhause auf dem Land, um in den Städten zu arbeiten, wo es nur wenig Gärten (und Platz für den Pflanzenanbau) gab. Die Entwicklung synthetischer Medikamente trug ebenfalls dazu bei, dass die Menschen Arzneipflanzen nicht mehr verwendeten. Die Nutzung echter Arzneipflanzen und der aus ihnen extrahierten Düfte geriet größtenteils in Vergessenheit.

Im späten 19. und frühen 20. Jahrhundert jedoch kam es zu einer Wiederbelebung des Gebrauchs von Arzneipflanzen und man setzte sich vermehrt für die Verwendung ätherischer Öle ein. Der Grund dafür waren die harte Arbeit, Forschung und das Eintreten für ihren Gebrauch von Pionieren wie René-Maurice Gattefossé (1881 – 1950), Marguerite Maury (1895 – 1968), Jean Valnet (1920 – 1995), Robert Tisserand und Shirley Price.

Die bekanntesten Aromatherapie-Anekdoten aus dem Leben dieser Pioniere unserer heutigen Zeit stammen vermutlich von Gattefossé. Der Name Gattefossé ist heutzutage jedem ge-

Authentische Aromatherapie

läufig, der sich mit Aromatherapie befasst. Der genaue Ablauf der Ereignisse, die zu Gattefossés berühmt-berüchtigter „Entdeckung" des Nutzens ätherischen Lavendelöls geführt haben, wird jedoch oft falsch erzählt. Gattefossé war ein französischer Chemiker und Naturwissenschaftler. Seine Familie war sehr stark in der Duftpflanzen- und Parfümindustrie involviert, einschließlich jener Essenzen, die als ätherische Öle bekannt sind. Angeblich benutzte Gattefossé während seines Kriegsdienstes im Ersten Weltkrieg (1914 – 1918) ätherische Öle zur Behandlung von Wunden. Ihm wird zuerkannt, dass er durch die Arbeit im Parfümunternehmen seiner Familie den modernen Ausdruck *aromathérapie* aufgebracht und den Gebrauch dieses Wortes eingeführt hat. Er wollte damit die medizinischen Eigenschaften ätherischer Öle und die übliche Verwendung von Ölen in der Parfümherstellung auseinanderhalten.

Die beliebte Geschichte von Gattefossés Entdeckung der heilenden Eigenschaften des ätherischen Lavendelöls geht wie folgt: Gattefossé steckte seine Hand in einen Bottich Lavendel, nachdem ein Experiment nicht nach Plan verlief. Seine Hand hatte nicht die Brandnarben, die sie unbehandelt gehabt hätte.

Im Lauf der Zeit wurde den Duftpflanzen und Düften in jeder Kultur und Epoche unterschiedliche Bedeutung beigemessen, ungeachtet ihres vielfältigen Gebrauchs. Im antiken Ägypten wurde Duft für seine Verwendung bei religiösen Bräuchen sehr geschätzt. Die Römer nutzten Duft oft als Statussymbol. Französische Königinnen und der französische Adel hatten Zugriff auf einige der feinsten Ressourcen, um Parfüme und andere Mittelchen herzustellen. In Großbritannien war es normal, dass es in fast jedem Garten eines Landhauses Duftpflanzen gab, was solche „Medizin" für jedermann verfügbar machte.

Heutzutage wird Aromatherapie in klinischen Behandlungen und im Rahmen ganzheitlicher Behandlungsmethoden verwendet, um bei verschiedenen Gesundheitsproblemen zu helfen, als integrative Therapie mit Anwendungen wie Massage, Reflexologie und Reiki; und es ist ein Ausdruck, der für viele natürliche Körperpflegeprodukte verwendet wird. Die authentische Aromatherapie verwendet ätherische Öle, nicht Duftöle: Wie man diese ätherischen Öle verwendet, wird in Teil zwei besprochen.

2

Ätherische Öle vs. Duftöle

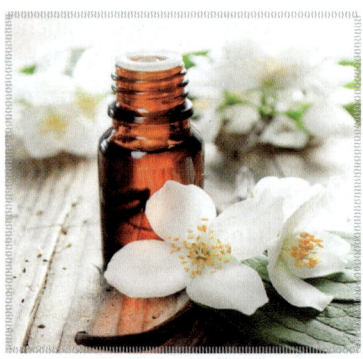

Die kommerzielle Verwendung des Wortes Aromatherapie hat zu einigen Missverständnissen geführt bezüglich des Gebrauchs ätherischer Öle in der Praxis der Aromatherapie. Das Wort Aromatherapie wird zwar verwendet, um alle duftenden Produkte zu beschreiben, doch ätherische Öle sind die einzigen echten, die aus Pflanzen extrahiert werden (neben solchen Produkten wie Absolues und Harzen, wie in Kapitel 4 besprochen).

Wenngleich ätherische Öle und Duftöle manchmal für denselben Zweck eingesetzt werden können, sind sie dennoch chemisch verschieden, unterschiedlich teuer und haben unterschiedliche Eigenschaften; Duftöle haben keine therapeutischen Eigenschaften. Die beliebte Verwendung von Duftölen in der wachsenden Bäder- und Körperpflegebranche hat zusätzlich zur Verwirrung über die Öle beigetragen. In diesem Kapitel sollen die Unterschiede zwischen den beiden Öltypen erklärt werden.

Definition eines ätherischen Öles

Ein ätherisches Öl ist eine Substanz, die auf mehrere Arten aus einer Pflanze extrahiert wird (wie in Kapitel 5 besprochen). Nicht alle Pflanzen enthalten ein ätherisches Öl, ein wichtiger Unterschied, den man im Hinterkopf behalten sollte, wenn man sich fragt, ob es möglich ist, ein ätherisches Öl zum Beispiel aus einer Erdbeere zu extrahieren (ist es nicht).

Ätherische Öle werden aus den Wurzeln, Blüten, Blättern, Samen und der Rinde einer Pflanze gewonnen. Ein reines ätherisches Öl wird aus einer einzigen Pflanzenart gewonnen, wenngleich es verschiedene Chemotypen eines bestimmten ätherischen Öls geben mag [Handelsqualität „naturbelassenes Öl"; Anm. d. Übers.] oder ein Vermischen ätherischer Öle in einer destillierten Mischung [Handelsqualität „natürliches Öl"; Anm. d. Übers.]. Es ist das Aroma einer Pflanze (gespeichert in den winzigen Drüsen, Säckchen und Haaren), das in einem ätherischen Öl eingefangen und in der Aromatherapie therapeutisch genutzt wird.

Pflanzen, die ätherische Öle enthalten, haben verschiedene therapeutische Eigenschaften, die bei vielerlei Gesundheitsbeschwerden helfen sollen. Solche ätherischen Öle werden in der Praxis der klinischen Aromatherapie verwendet zur Abhilfe bei Schwierigkeiten und Unterstützung der eigenständigen Körperpflege einschließlich körperlicher Probleme, (Muskelschmerzen, Arthritis, Übelkeit), emotionaler Probleme (Stress, Depression, Ängstlichkeit), Menstruationsproblemen (PMS [prämenstruelles Syndrom; Anm. d. Übers.], Wechseljahrbeschwerden) und Hautpflege. Es gibt aber auch noch sehr viele andere Möglichkeiten, sie nutzbringend einzusetzen, wie in Teil zwei besprochen.

Definition eines Duftöls

Ein Duftöl [auch: Parfümöl; Anm. d. Übers.] ist ein von Menschen hergestelltes, synthetisches Produkt. Seine Zusammensetzung ist von einer chemischen Kombination von Substanzen abgeleitet und es wird in einem wissenschaftlichen Labor hergestellt. Es wird so gemischt, dass es dem Aroma einer speziellen Pflanze oder eines speziellen Produktes ähnelt [Handelsqualität „naturidentisches Öl"; Anm. d. Übers.]. Einige Duftöle können auch ätherische Öle in ihrer Zusammensetzung enthalten. Duftöle haben keine therapeutischen Eigenschaften; viele Menschen sind tatsächlich oft allergisch gegen chemische Bestandteile, die zur Herstellung eines Duftöls oder Parfüme verwendet werden.

Die Mehrzahl der heutigen Parfüme im Handel ist synthetisch hergestellt (wenngleich einige eine kleine Menge echter ätherischer Öle enthalten können); in der Vergangenheit wurden Parfüme aus natürlichen Pflanzenölen hergestellt, zusätzlich zu anderen Tier- und Pflanzenprodukten.

Ätherische Öle sind gewöhnlich subtiler im Aroma, was ein Anzeichen dafür ist, ob man es mit einem ätherischen Öl oder einem Duftöl zu tun hat. Man kann nahezu jedes Aroma als Duftöl herstellen, anders als bei einem ätherischen Öl, das nur aus einer Pflanze extrahiert werden kann, die tatsächlich ein ätherisches Öl enthält.

Chemische Zusammensetzung eines ätherischen Öles

Ein ätherisches Öl ist von komplexer chemischer Zusammensetzung. Ätherisches Rosenöl aus Damaszenerrosen (Rosa damascena) zum Beispiel besteht aus über 300 einzelnen chemischen Komponenten, was es äußerst schwierig macht, jeden Bestandteil in den genauen Verhältnissen des ätherischen Öls synthetisch nachzubilden. Naturwissenschaftler arbeiten tatsächlich noch daran, einige der komplexeren chemischen Bestandteile ätherischer Öle genau zu bestimmen und zu bewerten [deren mengenmäßigen Anteil am Öl festzustellen; Anm. d. Übers.].

Ätherische Öle sind flüchtige Substanzen. Die chemischen Bestandteile ätherischer Öle schwanken bei derselben Pflanzenart aufgrund von Jahreszeit, Klima und Wachstumsbedingungen. Das bedeutet, dass das Aroma und die chemischen Bestandteile eines ätherischen Öls von Charge zu Charge geringfügig schwanken können. Die Qualität eines ätherischen Öls wird auf verschiedene Weisen geprüft, aber aufgrund der beschriebenen Einflüsse sagen diese Tests nur aus, wie gut ein ätherisches Öl einem „Standard"-Merkmalsmuster entspricht, das vom ätherischen Öl einer bestimmten Pflanze erwartet wird.

Beispiele für echte ätherische Öle, die aus Pflanzen extrahiert worden sind, werden in Teil drei gegeben.

Chemische Zusammensetzung eines Duftöls

Ein Duftöl ist keine flüchtige Substanz, weil es synthetisch hergestellt wird. Deshalb bleibt das Aroma eines Duftöls länger erhalten und es ist länger lagerfähig als ein ätherisches Öl. Die Lagerfähigkeit eines ätherischen Öls beträgt zwischen einem Jahr für ein ätherisches Zitrusöl, wie zum Beispiel Grapefruit (Citrus paradisi) und mehreren Jahren für ein ätherisches Öl wie zum Beispiel Patschuli (Pogostemon cablin).

Es gibt auch ein breites Spektrum an verfügbaren Duftölen. Zusätzlich zur synthetischen Nachbildung des Aromas echter ätherischer Öle kann man auch Duftöle finden, deren Aroma von Pflanzendüften wie Erdbeere, Apfel, Melone oder Ananas (die manche Leute fälschlich für ätherische Öle halten) bis zu Nahrungsmitteldüften wie Speck, Heidelbeere und Karamell [Handelsqualität „künstliches Öl"; Anm. d. Übers.] reichen. Grundsätzlich kann man fast jedes Aroma, das man sich wünscht, als Duftöl haben.

Unterschiede im Preis für ätherische Öle und Duftöle

Im Preis ätherischer Öle gibt es beträchtliche Unterschiede, abhängig vom Typ des ätherischen Öls, der Jahreszeit und der Verfügbarkeit. Einige ätherische Öle, wie zum Beispiel Damaszenerrosenöl, sind jedoch immer sehr teuer, weil der erforderliche Extraktionsvorgang komplex ist. Als Richtlinie gilt: Wenn man ätherisches Rosenöl zu einem günstigen Preis bekommen kann, darf man annehmen, dass es entweder kein reines Rosenöl oder in Wirklichkeit ein Duftöl ist. Ätherische Zitrusöle haben üblicherweise die niedrigsten Preise unter den ätherischen Ölen, weil sie verhältnismäßig leicht (und in großen Mengen) extrahiert werden können.

Duftöle sind viel preisgünstiger als ätherische Öle, weil es erheblich leichter ist, dasselbe Aroma en masse herzustellen. Man nehme zum Beispiel Aromatherapiekerzen und vergleiche eine in der Fabrik hergestellte Kerze mit einem künstlichen Aroma mit einer Sojakerze mit echtem ätherischen Öl und man wird feststellen, dass die Fabrikkerze erheblich billiger ist als die Kerze auf Sojabasis. Die Kerze aus der Fabrikproduktion enthält üblicherweise schädliche und billige Zutaten, wohingegen die Kerze mit ätherischem Öl natürliche Zutaten enthält. Manchmal bekommt man wirklich genau das, wofür man bezahlt!

Ätherisches Öl oder Duftöl?

Ätherische Öle werden sowohl in der therapeutischen Praxis der Aromatherapie verwendet, als auch in echten Aromatherapiehautpflegeprodukten und Kerzen, als Geschmacksstoff in Nahrungsmitteln und alkoholischen Getränken, in der natürlichen Parfümerie, in Seifen und Reinigungsmitteln. Duftöle werden in vielen Körperpflegeprodukten, Parfümen und in Seife verwendet, haben aber keinen therapeutischen Wert in der Praxis der echten Aromatherapie.

3

Ökologische vs. nicht ökologische ätherische Öle

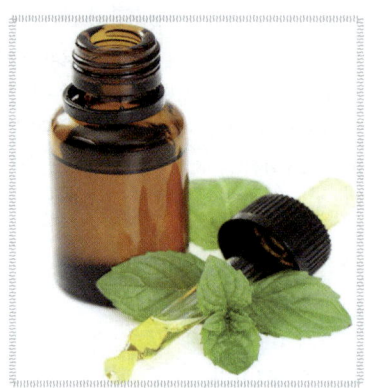

„Ätherische Öle" ist ein weiter Ausdruck und umfasst ökologische, nicht ökologische und Wildpflanzenöle. Ätherische Wildpflanzenöle werden heutzutage normalerweise in Handarbeit hergestellt, so dass man feststellt, dass es im allgemeinen Einzelhandel hauptsächlich zwei Typen ätherischer Öle gibt: ökologische und nicht ökologische.

Ätherische Öle müssen bestimmte Kriterien erfüllen, um den Vorschriften entsprechend dem einen oder anderen Typ ätherischen Öles zugeordnet zu werden. Verschiedene Länder haben unterschiedliche Gesetze, die einzuhalten sind; in den Vereinigten Staaten zum Beispiel wacht das Landwirtschaftsministerium (USDA) über die Ausführung der Gesetze und die Einhaltung der Vorschriften bezüglich der Öko-Kennzeichnung für Produkte.

Ätherische Wildpflanzenöle

Man wird wahrscheinlich nicht viele echte ätherische Wildpflanzenöle auf dem Markt finden (es gibt welche von ausgewählten Lieferanten ätherischer Öle, allerdings wenige). Ätherische Wildpflanzenöle werden auch manchmal zu Hause mithilfe eines eigenen Destillierapparates extrahiert. Einfach ausgedrückt wird ein ätherisches Wildpflanzenöl aus einer wild-wachsenden Pflanze gewonnen. Eine Wildpflanze ist eine Pflanze, die man in der freien Natur findet, wo sie unter natürlichen Bedingungen wächst, oder sie wird angebaut – vorausgesetzt, dass Letzteres bestimmte Kriterien erfüllt. Die Bestimmungen der Länder variieren, aber als Richtlinie gilt, dass ein ätherisches Wildpflanzenöl normalerweise aus einer Pflanze extrahiert worden ist, die auf natürlichste Weise gewachsen und / oder mit einem Minimum an Eingriffen angebaut worden ist.

Ökologische ätherische Öle

Heutzutage werden viele Produkte als „ökologisch" gekennzeichnet. Das ist jedoch ein weiter Begriff, den man unterschiedlich auffassen kann, je nachdem, um welches Produkt es geht. Ein ätherisches Öl, das als ökologisch gekennzeichnet ist, muss aus einer Pflanze extrahiert werden, die ökologisch angebaut und kultiviert worden ist entsprechend den Zertifizierungsrichtlinien der Organisation, deren ökologische Zertifizierung angestrebt wird.

Ökologische Pflanzenanbau- und Ackerbaumethoden beschränken den Einsatz künstlicher chemischer Dünger und Schädlingsbekämpfungsmittel. Die Pflanzen dürfen auch nicht genmanipuliert sein. Zusätzlich muss ein Landwirt als ökologischer Landwirt zertifiziert sein, um Pflanzen zu erzeugen, aus denen ökologische

ätherische Öle destilliert werden. Folglich sind ökologische ätherische Öle teurer als nicht ökologische wegen der damit verbundenen höheren Produktions- und Zertifizierungskosten.

Zertifiziert ökologisch gemäß USDA
[US-amerikanisches Landwirtschaftsministerium; Anm. d. Übers.]

In den Vereinigten Staaten müssen Landwirte und Hersteller zertifizierter ökologischer Produkte die Richtlinien des USDA National Organic Program (NOP) [der Bio-Verordnung des US-amerikanischen Landwirtschaftsministeriums; Anm. d. Übers.] einhalten. US-amerikanische ökologische Ackerbaumethoden schließen den Einsatz synthetischer Chemikalien und Hormone zur Produktion der Feldfrüchte aus und setzen auf Vorgehensweisen wie zum Beispiel biologische Schädlingsbekämpfung.

Um berechtigt zu sein, das USDA-Ökosiegel zu verwenden und zu seinem Vorteil zu nutzen, muss ein Landwirt oder Produzent zuerst die USDA-Vorschriften für ökologische Produkte erfüllen, wie sie im US Code of Federal Regulations (CFR) [Sammlung der Verwaltungsverordnungen der US-Bundesbehörden; Anm. d. Übers.] dargelegt sind; im Titel 7 (Landwirtschaft) des CFR, Paragraf 205 des National Organic Program. Ein Landwirt oder Produzent kann sich darum bewerben, die Bezeichnung „zertifiziert ökologisch" führen zu dürfen, wenn er die dargelegten Regeln erfüllt – und ei-

ne umständliche Bewerbung (und eine Geld-
summe) bei einer vom US-Landwirtschaftsmi-
nisterium bevollmächtigten Öko-Kontrollstelle
einreichen. Landwirte und Produzenten, die das
USDA-Ökosiegel führen, tätigen sowohl in den
USA als auch weltweit Geschäfte.

Nicht ökologische ätherische Öle

Wenngleich ein nicht ökologisches ätherisches Öl dennoch als ein reines ätherisches Öl
betrachtet wird, sind Pflanzen, die nicht ökologisch angebaut und kultiviert werden, um
ätherische Öle herzustellen, normalerweise mit
Schädlingsbekämpfungsmittel und chemischen Düngern behandelt worden. Jedoch werden einige vielleicht argumentieren, dass bei der
Destillation eines ätherischen Öles nur ein win-
ziger Teil der Chemikalien und Pestizide von der
Pflanze in die Flasche gelangt; was sich oft erst
noch erweisen müssen wird, da es sehr schwierig ist, diesen Punkt zu „beweisen" oder zu „wi-
derlegen". Es ist vielleicht aus diesem Grund so,
dass es in der heutigen Welt notwendig geworden ist, einem Produkt zu „bescheinigen", dass
es ökologisch ist, um dem Verbraucher die beruhigende Gewissheit zu vermitteln, dass tatsächlich bestimmte Richtlinien eingehalten worden
sind.

Ökologisch oder nicht ökologisch?

Sowohl ökologische als auch nicht ökologische ätherische Öle haben dieselben therapeutischen Eigenschaften für die Praxis der echten
Aromatherapie, weil sie beide aus Pflanzen extrahiert werden (anders als Duftöle). Die chemische Analyse der Zusammensetzung eines
ätherischen Öles, mit einem Test wie zum Beispiel einer GC-MS-Analyse bestimmt [mit diesem Verfahren werden die Art und Menge der
Inhaltsstoffe ermittelt ; Anm. d. Übers.], wird
normalerweise keinen Unterschied in den chemischen Bestandteilen eines bestimmten ätherischen Öles zeigen, ob es nun aus einer ökologisch oder nicht ökologisch angebauten Pflanze
extrahiert worden ist. Jedoch stellt sich die Frage, in welchem Ausmaß die unterschiedlichen
Anbaumethoden und an der Extraktion aus der
Pflanze beteiligten Produktionsverfahren sich
möglicherweise auf das fertige ätherische Öl aus-
gewirkt haben? Und hat dieser Rückstand eine
Spurenkomponente im fertigen ätherischen Öl
zurückgelassen (einen Einfluss, der durch eine
GC-MS-Analyse nicht festzustellen ist)?

Ökologische ätherische Öle sind normalerweise teurer als nicht ökologische ätherische Öle,
weil beim Anbau und der Extraktion der Pflanze

auf Details geachtet wird und wegen der durch die Zertifizierung bedingten Kosten. Man könnte fragen, ob ein teureres, ökologisches ätherisches Öl therapeutisch wertvoller ist als ein nicht ökologisches ätherisches Öl?

Zertifiziert ökologisch bedeutet normalerweise Qualität und den Seelenfrieden, dass das ätherische Öl strenge Zertifizierungskriterien erfüllt hat. Es ist jedoch auch ebenso möglich, dass die Anbau- und Produktionsmethoden eines nicht ökologischen Herstellers den Richtlinien für die Auszeichnung als ökologisches ätherisches Öl sehr nahekommen, selbst wenn sie die offizielle Bestätigung nicht haben. Lernen Sie Ihren Lieferanten ätherischer Öle kennen und vertrauen Sie ihm, wenn es bei der Wahl zwischen einem ökologischen oder nicht ökologischen ätherischen Öl darum geht, eine fundierte Entscheidung zu treffen.

4

Hydrolate, Harze, Absolues und Trägeröle

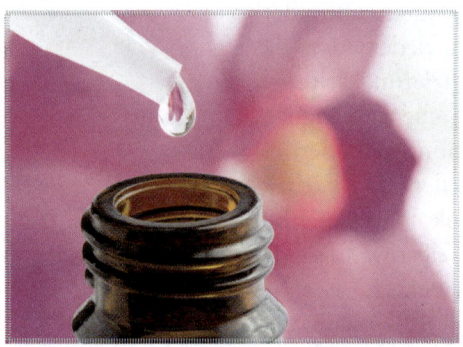

Kapitel 2 handelte von den Unterschieden zwischen ätherischen Ölen und Duftölen. Um es zu rekapitulieren, ätherische Öle sind natürlich, wohingegen Duftöle es nicht sind. Jedoch sind ätherische Öle nicht die einzigen Substanzen, die für den Gebrauch in der Praxis der echten Aromatherapie aus Pflanzen extrahiert werden. Andere natürliche und halbnatürliche Stoffe werden oft für die Zwecke der Aromatherapie (und Parfümherstellung) verwendet – dazu gehören Absolues, Harze, Hydrolate und Trägeröle.

Einige Pflanzen bringen eine Vielzahl verschiedener Substanzen zur Extraktion hervor; zum Beispiel ist es möglich, dass eine Pflanze nicht nur ein ätherisches Öl bildet, sondern auch ein Hydrolat, Absolue und / oder ein Harz. Außerdem könnte in einer Pflanze sowohl ein Trägeröl als auch ein ätherisches Öl entstehen, wenngleich sich das ätherische Öl vielleicht nicht immer für die therapeutische Anwendung eignet. Der Mandelbaum (Prunis dulcis) hat sowohl ein Trägeröl als auch ein ätherisches Öl. Jedoch gilt das ätherische Öl als zu giftig für den Gebrauch in der Aromatherapie. Nicht alle Pflanzen sind in der Lage, alle diese Stoffe zum Zweck der Extraktion zu bilden, so dass es nützlich ist zu verstehen, welche Arten extrahierter Substanzen es gibt, und den Extraktionsvorgang zu kennen.

Hydrolate: ein Nebenprodukt der Destillation

Ein Hydrolat ist ein Aromatherapieprodukt, das sich in den Vereinigten Staaten in jüngster Zeit zunehmender Beliebtheit erfreut, aber es ist nichts Neues. Interessanterweise war es in der Anfangszeit der Pflanzendestillation das Hydrolat, das mehr geschätzt wurde als das ätherische Öl; ein ätherisches Öl wurde als das Nebenprodukt der Destillation angesehen, nicht das Hydrolat.

In der Neuzeit wurden die Rollen vertauscht und die Hydrolate als das Nebenprodukt der Destillation angesehen. Seit nicht allzu langer Zeit jedoch werden sowohl Hydrolate als auch ätherische Öle gleichermaßen für ihre therapeutischen Eigenschaften geschätzt. Einige Pflanzen werden einzig und allein für das Hydrolat destilliert, obwohl sie kein ätherisches Öl liefern, zum Beispiel die Kornblume (Centaurea cyanus).

In den Vereinigten Staaten ist Hydrosol der normale Ausdruck, der sich eingebürgert hat, um das fertige Duftwasserprodukt der Destillation zu bezeichnen. Es gibt jedoch viele andere Ausdrücke, die schon benutzt wurden und immer noch gebraucht werden, um ein solches Produkt zu bezeichnen. Dazu gehören Hydrolate (eine Bezeichnung, die im Vereinigten Königreich und in Europa gebräuchlich ist), aromatische Wässer, Blütenwässer (man beachte, destillierte Wässer werden nicht nur aus Blumen hergestellt) und ätherische Wässer.

Hydrolate werden mittels Dampfdestillation aus Duftpflanzen (und manchmal aus nicht duftenden Pflanzen) gewonnen, die beide ätherische Öle liefern, oder auch nicht. Während des Destillationsvorganges wird ein bestimmter Prozentsatz wasserlöslicher Bestandteile in den Dampf hineingezogen (entweder von den Molekülen des ätherischen Öles oder unabhängig davon, je nach Pflanze) und bleibt im fertigen Wasserprodukt.

Reine Hydrolate haben therapeutische Eigenschaften wie ätherische Öle und sie werden oft in der Hautpflege eingesetzt. Hydrolate wirken nicht so stark wie ätherische Öle, weil einige der flüchtigen chemischen Bestandteile der ätherischen Öle im Wasser gelöst sind. Sie sind aufgrund ihrer sanften Natur bestens für die Anwendung bei Kindern und älteren Menschen geeignet.

Harze und Oleoresine

Ein Harz ist eine feste oder halbfeste Substanz in natürlicher oder aufbereiteter Form. Natürliche Harze, wie zum Beispiel Gummi, treten aus der Rinde eines Baumes aus, wenn sie eingeschnitten wird. Ein Resinoid genanntes Produkt wird aus der Exsudation des Baumsaftes zubereitet. Es gibt auch ein Oleoresin genanntes Produkt, bei dem es sich um ein aufbereitetes Harz handelt, das aus einer Mischung aus ätherischem Öl und Harz besteht. Ein Harzabsolue schließlich wird aus einem Harz unter Verwendung eines Lösungsmittels hergestellt.

Benzoe (Styrax benzoin) ist ein Beispiel für einen Harzextrakt, der als ein Harzabsolue aufbereitet ist (mithilfe von Lösungsmitteln). Einige Pflanzen können ätherische Öle und Oleoresine oder Resinoide bilden, wie zum Beispiel die Myrrhe (Commiphora myrrha).

Harze und ihre verschiedenen Produktderivate (wie zum Beispiel Resinoide und Oleoresine) sind ein komplexes Wissensgebiet und rechtfertigen weitere wissenschaftliche Untersuchungen. Dieses Kapitel soll jedoch einfach nur auf solche Abweichungen von reinen ätherischen Ölen aufmerksam machen.

Absolues und Concrètes

Aus einigen Pflanzen wird ein Produkt hergestellt, das als Concrète oder Absolue bezeichnet wird. Nochmal, Concrètes und Absolues sind nicht ätherische Öle, wenngleich manches Pflanzenmaterial verwendet werden kann, um daraus sowohl ätherische Öle als auch Concrètes und Absolues herzustellen. Wegen der Herstellungsverfahren sind Concrètes und Absolues nicht „rein" wie ätherische Öle und haben deshalb nicht dieselben therapeutischen Eigenschaften.

Concrètes werden aus Pflanzenmaterial zubereitet, indem ein Kohlenwasserstofflösungsmittel verwendet wird, um eine wachsartige, feste Substanz herzustellen. Absolues werden durch Alkoholextraktion aus einem Concrète zubereitet. Bei ätherischen Ölen, die aus lösungsmittelextrahierten Concrètes und/oder Absolues hergestellt werden, können Spuren des Lösungsmittels im fertigen Öl enthalten sein.

Concrètes und Absolues werden hauptsächlich für Parfümprodukte verwendet, aber wie man feststellt, werden einige Absolues in der Praxis der Aromatherapie verwendet, zum Beispiel Jasmin (Jasminum officinale).

Trägeröle

Trägeröle sind die Grundlage für therapeutische Aromatherapiemischungen, insbesondere Massageöle. Trägeröle helfen, reine und flüchtige ätherische Öle zu mischen und folglich eine sicherere Duftmischung herzustellen. Trägeröle haben selbst therapeutische Eigenschaften, zusätzlich zu den Eigenschaften ätherischer Öle in einer Aromatherapiemischung.

In der Praxis der Aromatherapie sind Pflanzenöle die gebräuchlichste Art von Trägerölen. Jedoch sind Basislotionen, Körperbutter, Salben, Cremes und destilliertes Wasser auch „Träger" in der Aromatherapie. Die Pflanzenöle, die in der Aromatherapie und zum Kochen verwendet werden, sind völlig verschieden und man sollte niemals die einen anstelle der anderen nehmen. Pflanzenöle für den Gebrauch in der Aromatherapie sind normalerweise Fettöle. Ein Fettöl ist nicht flüchtig und verdunstet deshalb nicht. Ein Fettöl ist nicht alkohollöslich und hinterlässt einen dauerhaften öligen Flecken auf einem Blatt Papier. Da ätherische Öle flüchtig sind, „lösen" sie sich in Trägerölen „auf".

Kalt gepresste Pflanzenöle vs. heiß gepresste Pflanzenöle

Idealerweise sollte man kalt gepresste Pflanzenöle den heiß gepressten Pflanzenölen für den Gebrauch in der Aromatherapie vorziehen. Heiß gepresste Pflanzenöle werden beim Extraktionsvorgang starker Hitze ausgesetzt und behalten folglich nicht die gleichen therapeutischen Eigenschaften wie ein kalt gepresstes Pflanzenöl. Zusätzlich zu reinen Pflanzenölen gibt es pflanzliche Ölmazerate. Diesen Ölen wurde spezielles Pflanzenmaterial zugesetzt, damit sie zusätzliche therapeutische Eigenschaften erhalten.

Kalt gepresste Trägeröle werden gewonnen, indem die Samen oder Nüsse in einer hydraulischen Presse gepresst werden, wodurch das Öl „herausgedrückt" wird. Wenn die Nüsse hart sind, wie die der Färberdistel (Carthamus tinctorius L.), wird mehr Kraft benötigt, um die Nüsse aufzubrechen, so dass vielleicht eine Hartkernölpresse eingesetzt wird. Das Trägeröl wird dann einfach herausgefiltert, um es von den zerdrückten Samen und Nüssen zu trennen.

Zu den beliebteren pflanzlichen Trägerölen gehören Süßmandel (Prunus dulcis), Jojoba (Simmondsia chinensis), Sonnenblume (Helianthus annuus), Kokosnuss (Cocos nucifera) und Argan (siehe unten). Man sei sich bewusst, dass auch Trägeröle in raffinierte oder naturbelassene, ökologische oder nicht ökologische eingeteilt werden können. Ein naturbelassenes oder ökologisches Trägeröl hat gewöhnlich bessere Eigenschaften und ist von besserer Qualität als ein raffiniertes Trägeröl.

Eine Anmerkung zu Arganöl

Vielleicht eines der „heißesten" Trägeröle auf dem Markt ist zurzeit Arganöl. Auch als marokkanisches Öl bekannt – weil das Öl aus den Kernen des marokkanischen Arganbaumes (Argania spinosa) kalt gepresst wird – ist Arganöl teuer, weil es nur begrenzt verfügbar ist und wegen der arbeitsintensiven Stunden, die nötig sind, um eine kleine Menge herzustellen.

Arganöl ist reich an Vitamin E. Es spendet der Haut Feuchtigkeit und pflegt sie, besonders bei nicht mehr ganz junger Haut und Falten. Man verwende es für ein Gesichtsserum, für Lotionen und Cremes, als Massageöl und für andere Feuchtigkeits-Hautpflegeprodukte wie zum Beispiel Badezusätze.

Man achte darauf, dass man kalt gepresstes Arganöl aus Marokko nimmt – das ist die einzige Art echten Arganöls, das für den Gebrauch in der Aromatherapie verfügbar ist. Einige Aromatherapeuten ziehen es wegen der begrenzten Ressourcen bei Arganöl – und seines hohen Preises – vor, ein alternatives Trägeröl zu verwenden, aber es ist ein gutes, qualitativ hochwertiges Trägeröl, wenn man gewillt ist, es zu verwenden.

5

Extraktion ätherischer Öle

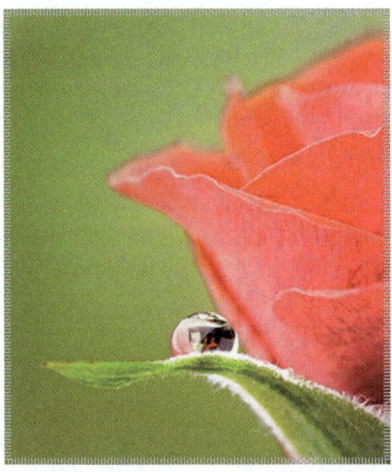

Die Herstellung ätherischer Öle wird zunehmend ein großes Geschäft. Es gibt etliche Lieferanten ätherischer Öle, unter denen man wählen kann – von Multi-Level-Marketing-Unternehmen bis zum unabhängigen Familienbetrieb. Jedes Unternehmen behauptet, die ätherischen Öle bester Qualität anzubieten, und es ist eine komplexe und zeitraubende Aufgabe für den Verbraucher, zu beurteilen, was Tatsache und was ein Märchen ist.

Jede Vertriebsgesellschaft, die die Vermarktung ätherischer Öle seriös durchführt, bietet solche ätherischen Öle an, die mit einer von wenigen infrage kommenden Methoden extrahiert wurden, ganz gleich, woher das ätherische Öl stammt. Jedoch ist der Weg von der Quelle (Pflanze) zum Lieferanten – und letztlich zum Verbraucher – lang und wird in Abhängigkeit vom Ursprung der Pflanze unterschiedlich sein. Obgleich die Techniken zur Extraktion ätherischer Öle im Laufe der Zeit verbessert wurden, ist die grundsätzliche Methode gleich geblieben.

Ätherische Öle in Pflanzen

Pflanzen durchlaufen einen Vorgang, der Primärstoffwechsel genannt wird und der für ihren Fortbestand von entscheidender Bedeutung ist. Dieser Vorgang bringt solche Stoffe wie Zucker hervor (durch Photosynthese gewonnen), damit die Pflanze leben kann. Zusätzlich durchlaufen Pflanzen einen Sekundärstoffwechsel, bei dem unter anderem Stoffe wie ätherische Öle erzeugt werden. Ursprünglich dachte man, dass Produkte des Sekundärstoffwechsels von geringer Bedeutung für die Pflanze seien, aber diese Theorie beginnt, sich durch das naturwissenschaftliche Studium der Rolle ätherischer Öle im Pflanzenleben zu verändern.

Pflanzen müssen dazu in der Lage sein, sich mit der Welt um sich herum auseinanderzusetzen, während sie buchstäblich an Ort und Stelle angewurzelt sind. Sie müssen sowohl sich selbst gegen potentielle Fressfeinde verteidigen, als auch Bestäuber zur weiteren Evolution ihrer Art anlocken. Dazu haben die Pflanzen Mittel und Wege entwickelt, und Duft ist eines davon. Pflanzen setzen Duft sowohl zum Anlocken, als auch zum Abwehren ein, wenngleich man daran denken sollte, dass nicht alle Pflanzen duften. Im Allgemeinen ist es so: Wenn eine Pflanze Duftstoff in der Wurzel, im Blatt oder in der Rinde speichert, dient das der Verteidigung, wohingegen es der Anlockung dient (das heißt als ein Bestäubungssignal), wenn eine Pflanze Duftstoff in der Blüte oder in der Frucht speichert.

Der Duftstoff in einer Pflanze wird für verschiedene Zwecke der Aromatherapie extrahiert und verwendet. Die zwei Hauptmethoden zur Extraktion ätherischen Öles (Duftstoff) sind heutzutage Destillation und mechanisches Auspressen. Traditionell war Enfleurage eine beliebte Methode der Pflanzenextraktion, aber sie ist ein arbeitsintensiver Vorgang, der in unserer heutigen Welt nicht mehr angewandt wird. Außerdem entstehen auf dem Markt für ätherische Öle neue Methoden wie die Kohlendioxid-Extraktion.

Enfleurage

Enfleurage wurde traditionell eingesetzt, um Parfüme herzustellen, und war im französischen Grasse, der traditionellen Parfümhauptstadt der Welt, beliebt. Zarte Blüten wie Jasmin waren für diesen Vorgang besonders geeignet.

Die Blüten wurden je nach Art bei Sonnenaufgang, während des Tages oder bei Sonnenuntergang von Hand geerntet. Dann wurden sie einige Tage lang in Ölen und tierischem Fett eingeweicht. Verschiedene Blütenarten erforderten unterschiedliche Zeitrahmen für die Extraktion des Duftstoffes (ätherischen Öles) aus der Pflanze, und die Zeitrahmen umfassten Tage bis Wochen. Heutzutage ist die Enfleurage durch die Lösungsmittelextraktion mehr oder weniger ersetzt.

Dampf- und Wasserdestillation

Die Mehrheit der ätherischen Öle wird durch Wasser- oder Dampfdestillation extrahiert, aber die Verwendung von Dampf ist weiter verbreitet als die Wasserdestillation. Der Unterschied zwischen den beiden ist, dass bei der Wasserdestillation das Pflanzenmaterial das Wasser direkt berührt, was bei der Dampfdestillation nicht der Fall ist. Bei der Dampfdestillation wird Dampf unter hohem Druck eingesetzt.

Bei der Dampfdestillation wird Pflanzenmaterial (wie Blätter, Blüten, Zweige oder Samen) in einen riesigen Behälter gegeben und erhitzt. Es gibt unterschiedlich große Behälter, abhängig vom Umfang des Vorhabens des Destillateurs. Während das Pflanzenmaterial aufheizt, steigen Moleküle des ätherischen Öles auf und gehen in den Dampf über, der in ein Rohr geleitet wird. Das Rohr verläuft durch einen anderen Behälter (dieser ist mit kaltem Wasser gefüllt), und während der Dampf abkühlt, werden die Moleküle des ätherischen Öles zu einer Flüssigkeit – dem ätherischen Öl. Die Moleküle des ätherischen Öles „sinken" entweder auf den Boden oder „schwimmen" auf dem Wasser, je nachdem, aus welcher Pflanzenart das ätherische Öl extrahiert wurde. Es kann dann leicht vom Wasser (oft als Hydrolat verwendet) getrennt und in einen gesonderten Behälter abgeleitet werden.

Man sollte beachten, dass ätherische Öle nicht von genau derselben chemischen Zusammensetzung sind wie die Pflanze, aus der sie destilliert wurden. Einige Faktoren bestimmen, wie genau die chemische Zusammensetzung eines ätherischen Öles der chemischen Zusammensetzung der ursprünglichen Pflanze entsprechen wird, einschließlich der Destillationsmethode, der Dauer des Destillationsvorganges (nimmt bei verschiedenen Pflanzen unterschiedlich viel Zeit in Anspruch) und der Höhe der Temperatur beim Erhitzen.

Extraktion durch mechanisches Auspressen

Der Ausdruck „mechanisches Auspressen" bezeichnet eine Methode, bei der die Drüsen in der Schale von Zitrusfrüchten, die das ätherische Öl enthalten, gedrückt oder zerquetscht werden, um ätherisches Öl zu extrahieren. Beim mechanischen Auspressen – oder der Kaltpressung – wird während der Extraktion wenig bis keine Hitze angewandt und sie ist normalerweise Zitrusfrüchten wie Orange, Zitrone und Limette vorbehalten. Aufgrund der Extraktionsmethode haben ausgepresste ätherische Öle im Allgemeinen dieselbe chemische Zusammensetzung, die man in der Pflanze vorfindet.

Zitrusfrüchte speichern ätherische Öle in der Schale der Frucht. Sie werden durch ein Zentrifugationsverfahren extrahiert, wobei im Grunde genommen der Saft (das Öl) aus der Schale gedrückt wird. Zur gewerblichen Ausrüstung für die Extraktion von Zitrusfrüchten können eine Pelatrice und eine Sfumatrice gehören [spezielle Maschinen zur Extraktion von Zitrusschalenölen; Anm. d. Übers.]. Ätherische Öle, die mit dieser Methode extrahiert worden sind, enthalten auch Wachse und andere nicht lösliche Bestandteile. Zusätzlich kann diese Art ätherischer Öle gewisse chemische Verunreinigungen enthalten wegen der Chemikalien, die verwendet werden, um die Obstbäume zu spritzen (es sei denn, sie werden ökologisch angebaut).

Kalt gepresste ätherische Öle sind nicht sehr lange haltbar, selbst wenn man vorsichtig ist und sie unter den richtigen Bedingungen lagert (idealerweise an einem kühlen, dunklen Ort in dunkelfarbenen Glasflaschen). Es kann auch sein, dass Zitrusöle nach einer Weile trüb werden. Im Allgemeinen beeinträchtigt das die therapeutischen Eigenschaften des Öles nicht. Jedoch wird die Oxidation eines ätherischen Öles schlecht für seine therapeutischen Eigenschaften sein. Ätherisches Grapefruitöl (Citrus x paradisi) hat die kürzeste Haltbarkeit und man sollte überprüfen, dass es nicht ranzig ist, bevor man es verwendet.

Kohlendioxid-Extraktion

Die Kohlendioxid-Extraktion ätherischer Öle ist teuer und (bis jetzt) nicht so weit verbreitet wie die Destillation. Jedoch beginnen manche Vertriebsgesellschaften für ätherische Öle damit, einige ätherische Öle zum Verkauf anzubieten, die mit dieser Methode extrahiert wurden.

Bei der Kohlendioxid-Extraktion wird Kohlendioxid bei hohem Druck und zugleich niedrigen Temperaturen eingesetzt, um das ätherische Öl aus der Pflanze zu extrahieren. Ätherische Öle, die durch Kohlendioxid-Extraktion hergestellt wurden, unterscheiden sich in ihrer chemischen Zusammensetzung von ätherischen Ölen, die durch Destillation hergestellt wurden.

Die Kohlendioxid-Extraktion ätherischer Öle soll „reiner" sein als die traditionelle Methode und näher am originalen Öl in der Pflanze. Es gibt keine Spur von Kohlendioxid im fertigen ätherischen Öl. Wenngleich die Destillation ätherischer Öle auch „rein" ist, unterscheiden sich die chemischen Bestandteile des fertigen ätherischen Öles in ihrer Zusammensetzung ein wenig vom originalen ätherischen Öl, wie es in der Pflanze entsteht.

Die Forschung über die chemische Zusammensetzung ätherischer Öle, die mithilfe von Kohlendioxid hergestellt wurden, ist nicht völlig schlüssig, denn es ist eine verhältnismäßig neue Methode verglichen mit der Destillationsmethode zur Extraktion ätherischer Öle. Jedoch kann sich das in Zukunft ändern, abhängig von den Kosten, die eine solche Methode mit sich bringt.

Authentische Aromatherapie

Qualität ätherischer Öle

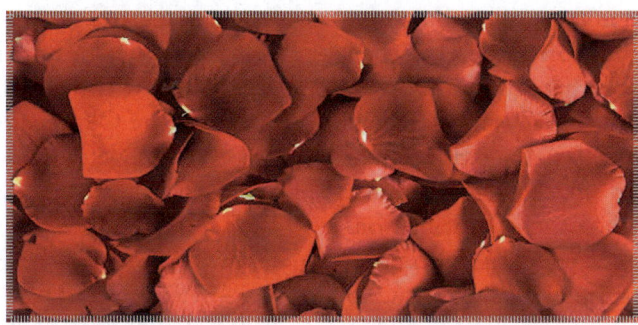

Die Qualität ätherischer Öle ist sehr unterschiedlich (und sie werden zu sehr unterschiedlichen Preisen gehandelt). Obwohl kleine Lieferanten ätherischer Öle höhere Gemeinkosten haben können als größere Unternehmer (Letztere haben die Fähigkeit, mehr oder weniger zu produzieren), sollte der Basispreis eines ätherischen Öles in einer bestimmten Preisspanne liegen, die für das bestimmte Öl typisch ist. Die Qualität eines ätherischen Öles mag wohl durch einige Faktoren beeinflusst werden, aber sie sollte dennoch der Qualität entsprechen, die in den Berichten über gängige Tests, die für ätherische Öle verfügbar sind, angegeben wird. Wenn nicht, ist es sehr wahrscheinlich ein Öl von minderwertiger Qualität, oder es sind in betrügerischer Absicht Veränderungen vorgenommen worden, was in der Aromatherapiebranche gewöhnlich mit dem Ausdruck Panschen beschrieben wird.

Panschen ätherischer Öle

Ein echtes ätherisches Öl wird aus einer Pflanze, einem Baum oder einer Blume extrahiert, entweder aus der Frucht, den Blüten, Blättern, Wurzeln oder der Rinde. Die Extraktion aus verschiedenen Pflanzen in verschiedenen Klimata bedeutet, dass zwei ätherische Öle niemals exakt gleich sind, selbst von derselben Pflanzenart. Bei verschiedenen Chargen der gleichen Pflanze wird es oft geringe Schwankungen in der chemischen Zusammensetzung des ätherischen Öles geben.

Jedoch ist ein langer und schwieriger Extraktionsvorgang gleichbedeutend mit hohen Kosten und viel Arbeit für wenig Ertrag. Diese Kosten werden an den Verbraucher durch einen höheren Einzelhandelspreis weitergegeben als Entschädigung für die Mühe (und das Geld), die zur Herstellung solcher Öle aufgebracht wurde. Nicht alle Kunden sind gewillt, einen solch hohen Preis zu bezahlen, was dazu führt, dass die Hersteller sich so manches einfallen lassen, um die Kosten zu senken. Leider bedeutet das gewöhnlich eine geringere Qualität des ätherischen Öles und dass gerne mehr gepanschte Öle verwendet werden, vor allem in der Duftstoffbranche, wo der Markenname wichtiger ist als die Echtheit eines Produktes.

Das Panschen eines ätherischen Öles ist verhältnismäßig einfach. Dazu wird es normalerweise mit Alkohol, einem billigeren ätherischen Öl oder einem synthetischen Erzeugnis verschnitten. Dies wird sowohl die ursprüngliche Qualität (und die Eigenschaften) des ätherischen Öles verändern als auch andere Probleme mit sich bringen.

In der Praxis der echten Aromatherapie sind Echtheit und Reinheit von äußerster Wichtigkeit für den Anwender. Wenn man damit beginnt, die chemische Zusammensetzung des ätherischen Öles in irgendeiner Weise zu verändern, wird es nicht alle therapeutischen Eigenschaften haben, die man von der Pflanzenart erwartet, aus der es extrahiert wurde. Unangenehme Nebenwirkungen wie Hautreizungen und Übelkeit können auch auftreten. Es ist extrem wichtig, den Synergismus und die Ganzheit eines ätherischen Öles für den Gebrauch in der Praxis der echten Aromatherapie zu bewahren. Deshalb ist es wichtig, zu verstehen, wie und warum ätherische Öle gepanscht werden und welche Tests durchgeführt werden, um ihre Qualität sicherzustellen.

Panschen teurer ätherischer Öle

Das Verfälschen eines ätherischen Öles kommt oft bei Pflanzenarten wie der Damaszenerrose (Rosa damascena) vor. Solche Pflanzen geben immer nur eine winzige Menge ätherischen Öles ab bei hohen Arbeitskosten. Rosenöl ist eines der teuersten Öle auf dem Markt und dennoch ist vielen Leuten oft nicht bewusst, dass sie vielleicht kein echtes ätherisches Rosenöl kaufen.

Man braucht ungefähr sechzigtausend Rosenblütenblätter, um nur eine Unze Öl herzustellen. Man schätzt auch, dass es über dreihundert Bestandteile gibt, die das Rosenöl bilden, wodurch es verhältnismäßig leicht ist, eine oder mehrere seiner chemischen Komponenten zu ersetzen. Rosengeranie (Pelargonium graveolens) und Palmarosa (Cymbopogon martini) sind zwei der gebräuchlichsten Ersatzöle für Ro-

Authentische Aromatherapie

senöl, obwohl sie beide auch ihre eigenen therapeutischen Eigenschaften haben. Man sei sich bewusst, dass es auch Rosenabsolue und destillierte Mischungen aus echtem ätherischen Rosenöl und anderen echten Ölen gibt, wie zum Beispiel Apfelduftpelargonie [Pelargonium odoratissimum; Anm. d. Übers.] (nicht zu verwechseln mit Pelargonium graveolens).

Melisse (Melissa officinalis) ist ein weiteres ätherisches Öl, das häufig gepanscht wird. Melissenöl wird [im Englischen; Anm. d. Übers.] auch Zitronenbalsam genannt, eine Bezugnahme auf seinen frischen Zitronenduft. Kommerziell hergestelltes Melissenöl, das schon deshalb kein echtes ätherisches Öl ist, enthält oft ätherisches Zitronenöl (Citrus limon), ätherisches Zitronengrasöl (Cymbopogon citratus) oder ätherisches Zitronellöl (Cymbopogon nardus). Der Grund für den unerschwinglichen Preis von Melissenöl ist, dass eine große Menge an Pflanzenmaterial nötig ist, um eine winzige Menge Öl zu produzieren. Es enthält sehr wenig eigentliches „Öl" und besteht hauptsächlich aus Wasser. Manche Hersteller entscheiden sich dafür, das Öl zu panschen, um die Kosten zu senken.

Fraktionierte ätherische Öle

Ein fraktioniertes Öl ist auch eine Art gepanschten Öles und wird bei niedrigem Druck nochmals destilliert, um einige chemische Bestandteile zu isolieren. Fraktionierung ergibt ein gemischtes oder terpenfreies ätherisches Öl. Gemischte ätherische Öle haben einen gewissen Gehalt an Terpenen, der vom Veredelungsbetrieb bestimmt wird, wohingegen bei terpenlosen ätherischen Ölen die Terpenkomponente vollständig entfernt wird. Manche Veredelungsbetriebe messen Terpenen wenig Wert bei oder betrachten sie als wertlos, obwohl ihre Entfernung ein Öl völlig aus dem Gleichgewicht bringt und deshalb für die therapeutische Verwendung in der Aromatherapie entwertet.

Andere Faktoren, die sich auf die Qualität eines ätherischen Öles auswirken

Verschiedene Faktoren wirken sich auf natürliche Weise auf die Qualität eines ätherischen Öles aus, abgesehen von betrügerischen Veränderungen oder Panschen. Alle ätherischen Öle werden aus Pflanzen extrahiert, und diese Pflanzen sind in einer bestimmten Region beheimatet. Da jedoch viele Pflanzen weltweit angebaut werden, ist es möglich, dass man zum Beispiel Lavendel (Lavandula angustifolia) heutzutage zusätzlich zu seiner Heimat im Mittelmeerraum in vielen Ländern findet. Die Qualität und chemische Zusammensetzung können bei verschiedenen Arten ätherischer Öle, die außerhalb ihrer Herkunftsregion angebaut wurden, stark voneinander abweichen. Andere Faktoren wie das Klima, die Bodenqualität und die Höhe, in der eine

Pflanze angebaut wird, können sich auch auf die Qualität auswirken.

Obwohl ätherische Öle, die außerhalb ihrer Heimat angebaut wurden, trotzdem therapeutische Eigenschaften haben (vorausgesetzt, dass sie aus der echten Pflanze hergestellt wurden), sollte man die chemische Zusammensetzung überprüfen, um sicherzustellen, dass das Öl die erwünschten therapeutischen Eigenschaften hat. Zum Beispiel enthalten einige ätherische Lavendelöle einen höheren Prozentsatz an Alkoholen und / oder Estern, abhängig vom Herkunftsland und der Höhe, in der die Pflanze angebaut wurde. Lavendel aus größerer Höhe enthält mehr Ester in seinen chemischen Bestandteilen als ein Lavendel aus niedrigerer Höhe. Und man sollte auch daran denken, dass „Lavendel", der unterhalb einer Höhe von 2000 Fuß angebaut wurde, kein „echter" Lavendel ist (Lavandula angustifolia); es ist sehr wahrscheinlich die Kreuzung Lavandin (Lavandula x intermedia). Es kann vorkommen, dass einige (zwielichtige) Lieferanten ätherischer Öle Lavandin als Lavendel ausgeben.

Die Qualität eines ätherischen Öles wird auch durch die Extraktionsmethode beeinflusst. Wie schon zuvor besprochen, könnte es sein, dass manche Erzeuger es sich manchmal leicht machen, um höhere Gewinne zu erzielen. Das grundlegende ökonomische Gesetz von Angebot und Nachfrage kann die Qualität einiger ätherischer Öle bestimmen. Weihrauch (Boswellia carteriii) zum Beispiel gilt als eine gefährdete oder vom Aussterben bedrohte Pflanzenart. Die Nachfrage nach ätherischem Weihrauchöl wird vielleicht bald größer sein als das Angebot – und manche Lieferanten könnten erneut damit beginnen, es sich leicht zu machen, das heißt Öle von geringerer Qualität panschen, um die Nachfrage zu befriedigen. Einige Aromatherapeuten treffen bewusst die Entscheidung, anstelle ätherischer Öle gefährdeter oder vom Aussterben bedrohter Pflanzenarten wie Weihrauch alternative Öle zu verwenden.

Qualitätskontrolle bei ätherischen Ölen

Die Überprüfung der Qualität eines ätherischen Öles stellt sicher, dass ein bestimmtes ätherisches Öl die Testwerte einhält, die von diesem Öl erwartet werden, und gewährleistet, dass es nicht manipuliert oder in sonst einer Weise verändert wurde. Die Tests zur Qualitätsprüfung ätherischer Öle versuchen, die Bestandteile des ätherischen Öles zu ermitteln und herauszufinden, ob irgendwelche verdächtigen Stoffe hinzugefügt oder entfernt wurden. Zu den Tests zur Überprüfung der Qualität ätherischer Öle gehören:

- Gas-flüssig-Chromatografie (GLC)
- Massenspektrometrie (GC-MS)
- Optische Drehung
- Infrarotspektroskopie
- Brechungsindex

Authentische Aromatherapie

Gas-flüssig-Chromatografie (GLC)

GLC trennt die verschiedenen Bestandteile des ätherischen Öles und ergibt Testergebnisse, die als Chromatogramm bezeichnet werden. Ein Chromatogramm gibt im Grunde genommen die Referenzwerte an, mit denen nachfolgende Testergebnisse ätherischer Öle verglichen und auf Unterschiede hin untersucht werden können.

Bei diesem speziellen Test bewegt sich das ätherische Öl durch eine lange Röhre (und dabei durch verschiedene Gas- und Flüssigkeits-„Stationen") und verdampft am anderen Ende, wo die einzelnen Bestandteile des ätherischen Öles Messsignale erzeugen, die aufgezeichnet werden. Leichtere Moleküle des verdampften Öles bewegen sich schneller durch die Röhre als schwerere.

Die Ergebnisse werden mit den „normalen" Werten dieses bestimmten Öles verglichen. Man kann die ätherischen Öle nur allgemein mit solchen Referenzwerten vergleichen, da alle reinen ätherischen Öle in ihrer chemischen Zusammensetzung einzigartig sind. Jedoch sollten gewisse chemische Bestandteile vorhanden (oder nicht vorhanden) sein. Lieferanten ätherischer Öle können solche Berichte normalerweise bereitstellen, wenngleich die Informationen, je nach Lieferant, vielleicht nicht als Graph oder bildlich dargestellt sein mögen.

Nachstehend werden zwei Beispiele für gängige Inhaltsanalysen ätherischen Sternanisöles (*Illicum verum*) und ätherischen Amyrisöles (*Amyris balsamiferia*) gegeben. Beide Untersuchungsergebnisse wurden von Penny Price Aromatherapy zur Verfügung gestellt und mit freundlicher Genehmigung hier verwendet:

Analysenzertifikat – Amyrisöl (Westindisches Sandelholzöl)
Pflanze: *Amyris balsamifera*

α-Acoradiene	0,99 %
<ar>-Curcumen	1,34 %
β-Dihydroagarofuran	1,31 %
α-Dihydroagarofuran	0,61 %
7-epi-α-Selinen	0,45 %
β-Sesquiphellandren	1,48 %
δ-Selinen	0,50 %
Selina-3,7(11)-Dien	2,05 %
α-Agarofuran	1,16 %
Elemol	8,99 %
(E)-Nerolidol	0,36 %
10-epi-γ-Eudesmol	7,51 %
γ-Eudesmol	7,98 %
β-Eudesmol	3,24 %
α-Eudesmol	16,18 %
Valerianol	17,04 %
7-epi-α-Eudesmol	7,21 %
Drimenol	1,38 %

Anmerkungen

Die Zusammensetzung dieser Probe entspricht der, die für das natürliche ätherische Öl von Amyris balsamifera erwartet wird. Die Qualität ist mit einem Gesamtanteil von Sesquiterpenalkoholen von mehr als 81 % außergewöhnlich gut. Physikalische Konstanten befinden sich in einem akzeptablen Bereich für das bestimmte Öl. Es wurde kein Panschen entdeckt.

Analysenzertifikat – Sternanisöl
Pflanze: *Illicium verum*

Linalool	0,60 %
α-Terpineol	0,17 %
Carvon	0,01 %
β-Caryophyllen	0,50 %
β-Bisabolen	0,15 %
α-Copaen	0,05 %
(Z)-β-Farnesen	0,08 %
Methylchavicol/Estragol	5,50 %
(E)-Anethol	82,70 %
Anisaldehyd	1,70 %
Transanethol	0,15 %
Benzoesäure/Methylanisat	0,60 %
P-Methoxyphenylaceton	0,20 %
Cis-α-Bergamoten	0,10 %
Trans-α-Bergamoten	0,25 %
Foeniculin	5,10 %
Kohlenwasserstoff-Monoterpene	3,00 %
Zimtalkohol/Cinnamylalkohol	0,10 %

Anmerkungen
Insbesondere antiviral und antigrippal.

Gaschromatografie mit Massenspektrometrie-Kopplung (GC-MS)

Die GC-MS-Analysemethode ist ein teureres Verfahren zur Qualitätsprüfung ätherischer Öle. GC-MS ist eine weiterentwickelte Version der Gas-flüssig-Chromatografie. Seriöse Lieferanten ätherischer Öle sollten sowohl den GLC-Analysebericht als auch den GC-MS-Analysebericht eines ätherischen Öles zur Verfügung stellen können, um die Qualität und Reinheit der ätherischen Öle zu zeigen, die sie vertreiben.

Das Massenspektrometer wird mit dem Gaschromatografen verbunden, wo auf die ankommenden Moleküle des ätherischen Öles Elektronen von hoher Energie treffen, um sie zu trennen. Eine GC-MS-Untersuchung trennt die einzelnen Bestandteile des ätherischen Öles und ermöglicht die Bestimmung jeder chemischen Komponente durch einen Vergleich mit dem molekularen Massenspektrum dieses Öles.

Optische Drehung, Infrarotspektrometrie und Brechungsindex

Optische Drehung, Infrarotspektrometrie und Brechungsindex sind weniger verbreitete und komplexere, naturwissenschaftlichere Methoden zur Qualitätsprüfung ätherischer Öle. Es ist jedoch möglich, mit der Infrarotspektrometrieanalyse Anzeichen von Panschen zu erkennen, wenn die Person Experte auf seinem beziehungsweise ihrem Gebiet ist. Die Bestimmung des Brechungsindex erbringt entsprechende Ergebnisse für die Qualitätsprüfung ätherischer Öle, und die Testung mittels optischer Rotation führt zu Ergebnissen, mit denen die physikalischen Eigenschaften eines ätherischen Öls erkannt werden können.

Beschriftung ätherischer Öle

Ein Etikett sagt viel über ein Produkt aus, doch manchmal ist man sich vielleicht nicht im Klaren darüber, was in dem Produkt ist, wenn man nicht weiß, wofür die Ausdrücke stehen. Ein seriöser Lieferant ätherischer Öle sollte die folgenden Informationen auf den Fläschchen angeben (oder in einer beiliegenden Produktinformation):

- Herkunftsland
- botanischer Name der Pflanze, aus der das ätherische Öl extrahiert wurde
- Chemotyp (falls anwendbar)
- ökologisch angebaut (falls anwendbar)
- Chargennummer
- Verfallsdatum oder Tag der Destillation
- Name des Lieferanten des ätherischen Öles
- Fläschchengröße
- Kontaktangaben

In den Vereinigten Staaten wird oft der Ausdruck therapeutische Qualität verwendet, um die Qualität eines ätherischen Öles zu beschreiben – dies ist kein Rechtsbegriff, sondern ein Marketingbegriff. Lieferanten benutzen diesen Ausdruck vielleicht, um damit anzuzeigen, dass ihre ätherischen Öle therapeutischer Klassifizierung entsprechen und von exzellenter Qualität sind, besser als jene anderer Lieferanten, die diesen Ausdruck nicht verwenden. Reine ätherische Öle haben, wie jeder qualifizierte Aromatherapeut einem sagen wird, aufgrund ihrer eigentlichen Natur „therapeutische Qualität".

Lagerung ätherischer Öle

Auch die Lagerung ätherischer Öle kann sich auf die Qualität auswirken. Idealerweise sollte man sie in dunkelfarbenen Glasfläschchen an einem dunklen, kühlen Ort aufbewahren. Die Mehrheit der ätherischen Öle wird in bernsteinfarbenen Glasfläschchen verkauft. Es ist wichtig, sicherzustellen, dass man ein ätherisches Öl nicht bei übermäßiger Wärme (und unter direkter Sonneneinstrahlung) lagert, da sich dies nachteilig auf seine Eigenschaften auswirken kann.

Ätherische Zitrusöle, besonders Grapefruit (*Citrus x paradisi*), können schnell oxidieren und ihre therapeutischen Eigenschaften verlieren, selbst wenn sie richtig gelagert werden. Sie haben eine kürzere Haltbarkeit als andere ätherische Öle.

Die Haltbarkeit ätherischer Öle reicht von einem Jahr (zum Beispiel Grapefruit) bis zu einigen Jahren (zum Beispiel Patschuli). Die Haltbarkeit hängt von der Pflanzenart, aus der das ätherische Öl extrahiert wurde, ab, von der Lagerung und einigen anderen Faktoren.

Einen Lieferanten ätherischer Öle ausfindig machen

Kann man zwischen unzähligen Lieferanten ätherischer Öle wählen, ist es schwierig zu wissen, wo man anfangen soll, wenn man sich nach einem seriösen umschaut. Nimmt man noch all die Schwierigkeiten hinzu, um die Qualität eines ätherischen Öles sicherzustellen, wie hält man dann Tatsachen und Märchen auseinander?

Es ist wichtig, sich so viel Wissen wie möglich über ein ätherisches Öl anzueignen, sein typisches Verhalten, sein Aussehen und sein Aroma, bevor man sich auf die Suche begibt. Wenn man weiß, worauf zu achten ist, dann ist man besser für die Aufgabe gewappnet, die Vertrauenswürdigkeit und Seriosität eines Lieferanten ätherischer Öle zu beurteilen. Seriöse Lieferanten ätherischer Öle kennen die Züchter und Bauern, die die Pflanzen anbauen, aus denen sie ihre ätherischen Öle herstellen, und haben eine gute Arbeitsbeziehung zu ihnen. Sie sind auch sachkundig, wenn es um einzelne ätherische Öle und verfügbare Variationen geht, die Prüfung ätherischer Öle und all die Faktoren, die in diesem Kapitel besprochen wurden. Jedoch ist eine Empfehlung eines Lieferanten ätherischer Öle aus einer bewährten Quelle nach wie vor von höchstem Wert.

Authentische Aromatherapie

7

Grundlegendes über die chemische Zusammensetzung ätherischer Öle

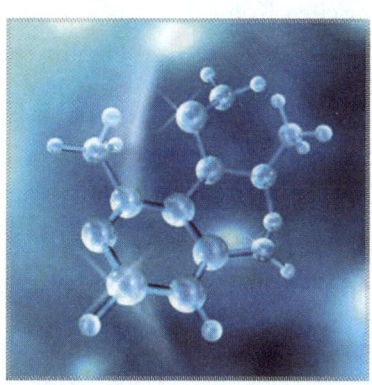

Ein ätherisches Öl ist chemisch aus verschiedenen Bestandteilen aufgebaut. Die chemische Zusammensetzung ist komplex, aber ein grundsätzliches Verständnis der einzelnen Komponenten hilft dem Anfänger der Aromatherapie, ein echtes ätherisches Öl von einem gefälschten zu unterscheiden. Zusätzlich wird es einem helfen zu verstehen, wie die Kombination verschiedener Bestandteile zu den therapeutischen Eigenschaften eines Öles beiträgt. In ätherischen Ölen gibt es viele verschiedene Kombinationen chemischer Substanzen. Der Anteil jeder einzelnen chemischen Komponente bestimmt im Allgemeinen die therapeutischen Eigenschaften eines Öles.

Ätherische Öle haben, wie in diesem Kapitel dargestellt wird, mehrere chemische Hauptbestandteile und der mengenmäßige Anteil einer bestimmten Komponente kann die Wirkung eines anderen Bestandteiles dieses ätherischen Öles bestimmen oder verändern. Die Moleküle ätherischer Öle sind aus Kohlenstoff-, Sauerstoff- und Wasserstoffatomen aufgebaut. Wenngleich ernsthafte Aromatherapeuten sich mit diesem Themengebiet ausführlicher beschäftigen müssen, enthält ein ätherisches Öl, einfach ausgedrückt, eine Kombination chemischer Moleküle, die aus verschiedenen Anordnungen dieser Atome aufgebaut sind. Die chemischen Bestandteile werden im Anschluss an die Beschreibung der Terpene von den am wenigsten flüchtigen zu den flüchtigsten aufgeführt. Terpene sind die größte Gruppe unter den chemischen Komponenten ätherischer Öle und in den meisten ätherischen Ölen enthalten.

Terpene

Die Bezeichnungen für Terpene enden gewöhnlich auf -en. Die Moleküle, die Terpene bilden, sind leicht. Man wird feststellen, dass viele der ätherischen Öle, die für die Kopfnote von Parfümen verwendet werden, einen hohen Anteil an Terpenen enthalten. Terpene wirken keimtötend und oxidieren im Laufe der Zeit zu Alkoholen (indem sie sich mit Sauerstoff verbinden).

Terpene sind aus Isopreneinheiten aufgebaut, die im Grunde genommen einer der zwei Hauptbausteine ätherischer Öle sind; der andere Baustein ist der aromatische Ring, ein Themengebiet, das es rechtfertigt, dass ernsthafte Aromatherapeuten sich vertieft damit beschäftigen. Jede Isopreneinheit enthält fünf Kohlenstoffatome. Der Aufbau der Moleküle ist komplexer, als er hier beschrieben wird, aber einfach gesagt wird der Typ des Terpens durch die Anzahl der Isopreneinheiten definiert, aus denen

die Terpenmoleküle bestehen. Diese können wie folgt unterteilt werden:

- Monoterpene – bestehen aus zwei Isopreneinheiten. Beispiele sind Limonen, Pinen und Camphen. Monoterpene können anregend und hautirritierend wirken, wenn sie in großen Mengen verwendet werden.
- Sesquiterpene – bestehen aus drei Isopreneinheiten. Beispiele sind Chamazulen, Caryophyllen und Bisabolen. Sesquiterpene sind schwerer als Monoterpene (sowohl der Duft als auch die chemischen Bestandteile).
- Diterpene – bestehen aus vier Isopreneinheiten. Diterpene kommen in ätherischen Ölen selten vor.

Alkohole

Ein Alkohol in einem ätherischen Öl wird aus einer komplexen Kombination von Wasserstoff- und Sauerstoffatomen gebildet. Der Name des Alkohols endet üblicherweise auf -ol. Alkohole in ätherischen Ölen werden in Monoterpenole, Sesquiterpenole und Diterpenole unterteilt. Monoterpen-Alkohole sind die am wenigsten reaktiven, was die Sicherheit betrifft. Ein Beispiel für eine Alkoholkomponente ist Linalool.

Therapeutisch gesehen wirken Alkohole anregend, antiviral, bakterizid, antiinfektiös und sind ein Tonikum. Im Allgemeinen sind ätherische Öle, die hauptsächlich aus Alkoholen bestehen, ungiftig, kein Reizstoff und in der Anwendung bei Kindern und älteren Menschen sicher.

Beispiele für ätherische Öle mit einem hohen Anteil an Alkoholkomponenten sind Lavendel (*Lavandula angustifolia*), Rosengeranie (*Pelargonium graveolens*) und Damaszenerrose (*Rosa damascena*).

Ester

Die offiziellen Bezeichnungen für Ester enden normalerweise auf das Suffix -oat, die erlaubten umgangssprachlichen Bezeichnungen auf -ester. Ester kommen in ätherischen Ölen selten alleine vor und sind üblicherweise mit Säuren verbunden. In therapeutischer Hinsicht sind Ester entzündungshemmend, besänftigend, ausgleichend, bei der Hautpflege nützlich, antimykotisch, ungiftig und sanft in der Anwendung. Ein Beispiel für einen Esterbestandteil ist Linalylazetat.

Beispiele für ätherische Öle mit einem hohen Anteil an Estern sind Lavendel (*Lavandula angustifolia*), Muskatellersalbei (*Salvia sclarea*) und Jasmin (*Jasminum officinale*).

Phenole

Phenole ähneln den Alkoholen in ätherischen Ölen, wirken aber stärker. Verwirrenderweise enden die Bezeichnungen für Phenole ebenfalls auf -ol, so dass es darauf ankommt, dass man die einzelne Komponente bestimmt und weiß, ob es ein Alkohol oder ein Phenol ist. Zum Beispiel ist Linalool ein Alkohol, wohingegen Eugenol ein Phenol ist. In ätherischen Ölen gibt es mehr gemeinsame Alkohole als Phenole. Phenole können in ätherischen Ölen auch als Phenolether vorkommen, zum Beispiel Methylchavicol/Estragol. Sie sind von komplexerer Struktur als Phenole und können neurotoxischer sein – aber sie haben ähnliche therapeutische Eigenschaften.

Die therapeutischen Eigenschaften der Phenole sind: antiseptisch, antibakteriell, entzündungshemmend und anregend. Jedoch können einzelne Phenole unterschiedlich viele dieser Eigenschaften haben. Phenole wirken hautreizend, wenn sie in großen Mengen verwendet werden.

Zu den Beispielen für ätherische Öle mit einem hohen Anteil an Phenolbestandteilen zählen Süßer Fenchel (*Foeniculum vulgare*), Gewürznelke (*Blütenknospen*) (*Syzygium aromaticum*) und Ceylon-Zimtbaum (*Cinnamomum zeylanicum*).

Aldehyde

Aldehyde werden in der Parfümherstellung häufig verwendet, weil sie einen starken Duft haben. Die Bezeichnungen für Aldehyde enden gewöhnlich auf -al. Aldehyden sollte man in der Aromatherapie mit derselben Skepsis begegnen wie Ketonen (siehe unten), wenngleich sie weniger toxisch sind als Letztere. Ein Beispiel für ein Aldehyd in ätherischen Ölen ist Citral.

Aldehyde sind in der therapeutischen Anwendung antiinfektiös, ein Tonikum, entzündungshemmend und besänftigend. Bei manchen Personen können sie zu Reizungen und einer Sensibilisierung führen.

Beispiele für ätherische Öle, die einen hohen Anteil an Aldehyden enthalten, sind Melisse (*Melissa officinalis*), Zitronengras (*Cymbopogon citratus*) und Zitroneneukalyptus (*Eukalyptus citriodora*).

Ketone

Ketone sind oftmals gefährlicher und flüchtiger als andere chemische Bestandteile ätherischer Öle, aber das heißt nicht, dass sie alle gemieden werden sollten. Nicht alle Ketone in ätherischen Ölen sind gefährlich. Außerdem kann ein Vorgang, der als Quenchen bekannt ist (wenn das Vorhandensein eines Bestandteiles die Wirkungen eines anderen verringert), oft die unerwünschten Nebenwirkungen des gefährlicheren Öles aufheben. Jedoch ist es notwendig, skeptisch zu sein, wenn Ketone in ätherischen Ölen enthalten sind.

Die Bezeichnungen für Ketone enden gewöhnlich auf -on, wenngleich es Ausnahmen von dieser allgemeinen Regel gibt. Ein Beispiel für ein Keton als Bestandteil eines ätherischen Öles ist Menthon.

Ketone sind, wenn sie umsichtig verwendet werden, in ihrer therapeutischen Wirkung besänftigend, beruhigend, verdauungsfördernd, schmerzlindernd, anregend, schleimlösend, wundheilend und entzündungshemmend. Zwischen Ketonen gibt es Unterschiede und verschiedene Ketone haben unterschiedlich viele der genannten Eigenschaften, so dass es gut ist zu wissen, welches ätherische Öl gerade verwendet wird und welche Ketone es tatsächlich enthält.

Zu den ätherischen Ölen, die einen hohen Anteil an Ketonen enthalten, zählen Ysop (*Hyssopus officinalis*), Grüne Minze (*Mentha spicata*) und Echter Salbei (*Salvia officinalis*).

Weitere Bestandteile

Weitere, weniger wichtige Bestandteile ätherischer Öle sind Oxide und Laktone. Oxide kommen in ätherischen Ölen selten vor, ausgenommen Cineol. Eucalyptol, 1,8-Cineol, ist ein Oxid, das man in Eucalyptus smithii, Niaulibaum (*Melaleuca viridiflora*) und Blauem Eukalyptus (*Eucalyptus globulus*) in großen Mengen findet. Es wirkt schleimlösend (schleimlösende Wirkstoffe helfen, die Luftwege freizumachen), kann aber die Haut reizen, wenn es in großen Mengen verwendet wird.

Laktone sind in den meisten mechanisch ausgepressten Ölen vorhanden, aber nicht in großen Mengen. Sie haben das gleiche neurotoxische Potential wie Ketone, so dass sie mit Vorsicht gebraucht werden sollten. Einige ätherische Öle enthalten Cumarine und Furocumarine. Furocumarine in ätherischen Ölen sind phototoxisch und sollten deshalb im Sonnenlicht und anderen Arten ultravioletten Lichts vermieden werden. Furocumarine sind in vielen mechanisch ausgepressten ätherischen Zitrusölen vorhanden, außerdem noch in einigen anderen ätherischen Ölen. Ätherisches Bergamotteöl (*Citrus bergamia*) enthält das Furocumarin Bergapten.

Ätherische Öle als Ganzes

Die chemischen Bestandteile ätherischer Öle werden nicht einzeln verwendet, so wie sie in diesem Kapitel aufgegliedert sind, sondern zusammen mit einer oder mehreren anderen Komponenten eines ätherischen Öles. Sie werden auch oft in einer Mischung ätherischer Öle verwendet, wobei die Wirkungen all der Bestandteile, die in diesen Ölen enthalten sind, kombiniert werden.

Sowohl die einzelnen chemischen Komponenten, die in einem ätherischen Öl vorgefunden werden, als auch mehrere ätherische Öle miteinander zu kombinieren, führt auch zu unterschiedlichen therapeutische Wirkungen (als synergistischer Effekt bekannt). Wenn man den grundlegenden Chemismus der einzelnen chemischen Bestandteile ätherischer Öle und deren allgemeine Eigenschaften versteht, kann man lernen, ätherische Öle sowohl wirkungsvoll als auch sicher anzuwenden.

8

Arten und Chemotypen

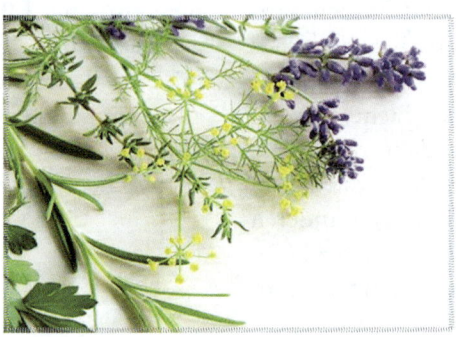

Ätherische Öle werden aus verschiedenen Pflanzenarten extrahiert. Deshalb ist es für den Anfänger in der Aromatherapie wichtig, die Definition einer Pflanzenart zu verstehen und wie sich diese Pflanzenart in das als Taxonomie bekannte Klassifikationssystem für Pflanzen einfügt. Manche Pflanzen bringen zusätzlich zur Pflanzenart auch Chemotypen ätherischer Öle hervor. Ein Chemotyp wird aus derselben Pflanzenart extrahiert, hat aber unterschiedliche chemische Bestandteile.

Taxonomie

Taxonomie ist die Klassifikation der Pflanzen in der Botanik. Taxonomie ist wichtig, weil viele Pflanzen wegen der Verwendung gängiger Bezeichnungen mit anderen verwechselt werden. Es gibt zum Beispiel viele Rosensorten. Rose wird in der Aromatherapie als ätherisches Öl verwendet, doch die Eigenschaften eines bestimmten Öles können verschieden sein, je nachdem, welche Rosensorte verwendet wurde. Wenn man einfach den Gattungsbegriff Rose nimmt, kann man nicht ausmachen, ob man *Rosa centifolia* oder *Rosa damascena* verwendet.

Pflanzenklassifikation ist kein einfacher Vorgang. Viele Pflanzen stehen in Wechselbeziehung zueinander und ähneln sich. Die Einführung von Hybriden macht die Dinge noch komplizierter. Jedoch werden dem Pflanzenklassifikationssystem entsprechend alle Pflanzen in eine Ordnung gebracht, vom einfachsten bis zum komplexesten Gewächs. Die Klassifikation einer Pflanze ist hilfreich, um zu beschreiben, wo ihre Stellung im Pflanzenreich ist und wie sie und andere Pflanzen sich gegenseitig beeinflussen.

Die binäre Nomenklatur verstehen

Ein schwedischer Botaniker namens Carl Linneaus (1707–1778) schuf im 18. Jahrhundert die Grundlage für ein binäres Nomenklatursystem. In diesem System erhält eine Pflanze eine Doppelbenennung, also einen zweiteiligen Namen. Die Doppelbenennung gibt die Gattung (unspezifisch) und die Art (spezifisch) an. Alle Bezeichnungen sind in lateinischer Sprache und der erste Teil des Namens, die Bezeichnung der Gattung, ist ein Substantiv. Der zweite Namensteil, die Bezeichnung der Art, ist ein Adjektiv, das die Gattung beschreibt.

Zwei verschiedene Arten von Lavendel können zum Beispiel wie folgt beschrieben werden: Echter Lavendel hat die Doppelbenennung Lavandula angustifolia, wohingegen Breitblättriger Lavendel Lavandula latifolia heißt. Lavandula bezeichnet die Gattung und der zweite Teil der Doppelbenennung die Art.

Auf diese Weise wird eine Pflanze durch ihre Doppelbenennung beschrieben. Die Bezeichnung kann sich auf den gängigen Pflanzennamen beziehen, beschreiben, wie die Pflanze aussieht, einen Hinweis darauf geben, wie sie riecht oder schmeckt, irgendwelche chemischen Stoffe anzeigen, die in der Pflanze vorhanden sein können, oder andeuten, wie sie tatsächlich wächst. Die Doppelbenennung kann auch die Herkunft der Pflanze beschreiben oder diese sogar mit dem Namen einer prominenten Person bezeichnen. In der folgenden Tabelle werden einige Beispiele für Namen von Pflanzen, die in der Aromatherapie verwendet werden, gegeben:

Gängige deutsche Bezeichnung	Familie	Gattung	Art*
Römische Kamille	Asteraceae (Korbblütler)	Chamaemelum	(Chamaemelum) nobile
Ingwer	Zingiberaceae (Ingwergewächse)	Zingiber	(Zingiber) officinale
Gemeiner Wacholder	Cupressaceae (Zypressengewächse)	Juniperus	(Juniperus) communis
Echter Lavendel	Lamiaceae (Lippenblütler)	Lavandula	(Lavandula) angustifolia
Zitrone	Rutaceae (Rautengewächse)	Citrus	(Citrus) limon

Gängige deutsche Bezeichnung	Familie	Gattung	Art*
Orange	Rutaceae (Rautengewächse)	Citrus	(Citrus) sinensis
(Damaszener-)Rose	Rosaceae (Rosengewächse)	Rosa	(Rosa) damascena

*Im Allgemeinen wird sowohl die Gattungsbezeichnung als auch die Bezeichnung der Art verwendet, um eine Pflanze zu benennen.

Aromatische Pflanzenfamilien

Aromatische Pflanzen derselben Pflanzenfamilie haben nicht nur ähnliche äußere Merkmale, sondern auch ähnliche therapeutische Eigenschaften. Obwohl es möglich ist, aus über zwei-hundert Pflanzen ätherische Öle zu extrahieren, werden nicht alle diese Öle in der Aromatherapie verwendet aufgrund der hohen Giftigkeit mancher Pflanzen.

In der folgenden Tabelle sind einige der gängigen Pflanzenfamilien, die in der Aromatherapie verwendet werden, aufgelistet; dazu Beispiele für ätherische Öle, die aus Pflanzen dieser Familie extrahiert werden, und einige ihrer gemeinsamen therapeutischen Eigenschaften:

Pflanzenfamilie	Ätherische Öle	Therapeutische Eigenschaften
Abietaceae [eine Koniferenfamilie; alternative Bezeichnung für Pinaceae (Kieferngewächse); Anm. d. Übers.]	Zedernholz (*Cedrus atlantica*), Weißtanne (*Abies alba*), Kiefer (*Pinus sylvestris*)	werden bei Atemwegsleiden verwendet
Apiaceae (Doldenblütler)	Echter Koriander (*Coriandrum sativum*), Dill (*Anethum graveolens*), Fenchel (*Foeniculum vulgare*)	wirken ausgleichend auf das Verdauungssystem
Asteraceae (Korbblütler)	Römische Kamille (*Chamaemelum nobile*), Italienische Strohblume (*Helichrysum angustifolium*), Wilde Kamille (*Ormenis mixta*), Echte Kamille (*Chamomilla recutita*)	besänftigend für Haut und Verdauungssystem
Burseraceae (Balsambaumgewächse)	Weihrauch (*Boswellia carterii*), Myrrhe (*Commiphora myrrha*)	heilend für Wunden und Narbengewebe
Cupressaceae (Zypressengewächse)	Mittelmeer-Zypresse (*Cupressus sempervirens*), Gemeiner Wacholder (*Juniperus communis*)	werden bei Stress und Schlaflosigkeit verwendet

Pflanzenfamilie	Ätherische Öle	Therapeutische Eigenschaften
Lamiaceae (Lippenblütler)	Lavendel (*Lavandula angustifolia*), Patschuli (*Pogostemon cablin*), Rosmarin (*Rosmarinus officinalis*), Pfefferminze (*Mentha piperita*)	werden bei Muskelschmerzen, Kopfschmerzen und als abschwellende Mittel in der Nase eingesetzt
Lauraceae (Lorbeergewächse)	Ceylon-Zimtbaum (*Cinnamomum zeylanicum*), Rosenholz (*Aniba rosaeodora*), Litsea (*Litsea cubeba*)	werden wegen antiviraler und bakterizider Eigenschaften verwendet
Myrtaceae (Myrtengewächse)	Australischer Teebaum (*Melaleuca alternifolia*), Gewürznelke (*Syzygium aromaticum*), Eukalyptus (*Eucalyptus smithii / staigeriana*)	werden bei Atemwegsleiden und als starke antiseptische Mittel genutzt
Poaceae (Süßgräser)	Zitronella (*Cymbopogon nardus*), Palmarosa (*Cymbopogon martinii*)	werden für Wehwehchen, Akne und zur Anregung des Kreislaufs eingesetzt
Rutaceae (Rautengewächse)	Bergamotte (*Citrus bergamia*), Zitrone (*Citrus limon*), süße Orange (*Citrus sinensis*), Neroliöl (*Citrus aurantium var. amara flos*)	wirken ausgleichend auf das Verdauungssystem und werden bei Hautleiden verwendet

Regionale aromatische Pflanzenarten

Es ist in der heutigen Aromatherapiewelt weit verbreitet, dass man ätherische Öle findet, die aus regionalen Pflanzenarten gleicher Gattung extrahiert wurden. Diese ätherischen Öle werden oft als „handwerklich hergestellt" beschrieben.

Ätherische Öle, die aus regionalen Pflanzenarten hergestellt wurden, haben die gleichen Merkmale (und therapeutischen Eigenschaften) wie ihre botanischen Verwandten, aber die chemische Zusammensetzung eines solchen ätherischen Öles kann ein bisschen von den Bestandteilen der gemeinsamen Gattung abweichen. Außerdem gibt es oft keine schlüssigen Belege, um die therapeutischen Eigenschaften der regionalen ätherischen Öle im Vergleich zur allgemeineren Pflanzenart zu „beweisen", weil solche Öle schon seit langer Zeit in der breiten Bevölkerung nicht mehr in Gebrauch sind. Es gibt auch kaum Informationen über Gegenanzeigen für die Verwendung des Öles.

Ein seriöser Lieferant ätherischer Öle, der regionale oder handwerklich hergestellte ätherische Öle verkauft, sollte die Testwerte einer GLC- oder GC-MS-Analyse bereitstellen können, damit man die chemischen Hauptbestandteile des ätherischen Öles den üblichen GC-MS-Testwerten des ätherischen Öles dieser Art gegenüberstellen kann. Man vergleiche zum Beispiel die Mittelmeer-Zypresse (*Cupressus sempervirens*) mit einer regionalen Variation wie der Arizona-Zypresse (*Cupressus arizonica*) und beurteile das Öl selbst aufgrund der allgemeinen therapeutischen Eigenschaften, die für die einzelnen chemischen Bestandteile bekannt sind.

Da jedoch einige beliebte Pflanzenarten vom Aussterben bedroht oder gefährdet sind, weil sie so gerne verwendet werden, dürften regionale ätherische Öle an Akzeptanz gewinnen. Außerdem kann es sein, dass einige regionale Pflanzen ätherische Öle abgeben, die normalerweise in der Praxis der Aromatherapie nicht verwendet werden, und das kann zu weiterer Forschung über diese speziellen ätherischen Öle führen.

Chemotypen ätherischer Öle

Ein Chemotyp eines ätherischen Öles wird aus Pflanzen gleicher äußerer Erscheinung und charakteristischer Merkmale gewonnen, die jedoch chemisch aus unterschiedlichen Bestandteilen zusammengesetzt sind. Chemotypen ätherischer Öle haben aufgrund verschiedener chemischer Komponenten unterschiedliche therapeutische Eigenschaften. Zum Beispiel kann ein Chemotyp einen höheren Gehalt an Alkoholen aufweisen im Vergleich zu einem anderen, der einen hohen Phenolgehalt haben mag. Chemotypen kommen sowohl bei Wildpflanzen als auch bei Kulturpflanzen vor.

Pflanzenarten bilden aus unterschiedlichen Gründen Chemotypen. Zu den Einflussfaktoren der Entstehung von Chemotypen ätherischer Öle gehören:

- Klima
- Höhenlage, in der eine Pflanze wächst
- Wachstumsbedingungen einer Pflanze
- Bei Wildpflanzen kann es auf natürliche Weise zur Fremdbestäubung kommen
- Weitere Umweltfaktoren

Bestimmung der Chemotypen ätherischer Öle

Das folgende Beispiel von Rosmarin (*Rosmarinus officinalis*) soll verdeutlichen, wie Chemotypen ätherischer Öle bestimmt werden. Von Rosmarin gibt es drei gängige Chemotypen, die in der Aromatherapie verwendet werden. Die Abkürzung Ct. wird, der Doppelbenennung folgend, verwendet, um den Chemotyp des ätherischen Öles zu kennzeichnen. Somit kann ätherisches Rosmarinöl auf eine der drei folgenden Arten beschrieben sein:

- *Rosmarinus officinalis* Ct. Kampfer – hoher Kampferanteil
- *Rosmarinus officinalis* Ct. Cineol – hoher Anteil an 1,8-Cineol

- *Rosmarinus officinalis* Ct. Verbenon – hoher Anteil an Verbenon

Die therapeutischen Eigenschaften eines jeden Chemotyps können je nach ätherischem Öl unterschiedlich sein. Weitere Beispiele für Chemotypen ätherischer Öle sind (beachten Sie, dass dies keine vollständige Liste ist):

- Basilikum (*Ocimum basilicum*) – Ct. Eugenol, Ct. Linalool
- Echter Salbei (*Salvia officinalis*) – Ct. Cineol, Ct. Thujon
- Echter Thymian (*Thymus vulgaris*) – Ct. Thymol, Ct. Linalool, Ct. Carvacrol

Es gibt noch viele andere Pflanzen, aus denen Chemotypen destilliert werden können.

Es kann sein, dass ein Lieferant ätherischer Öle den Chemotyp auf dem Etikett angibt. Gängige Chemotypen wie Rosmarin und Thymian werden aber üblicherweise angegeben. Nicht alle Pflanzen bringen einen Chemotyp ätherischen Öles hervor, aber wenn man sich der gängigen Pflanzen bewusst ist, die Chemotypen bilden, kann man das passende ätherische Öl für den eigenen Zweck wählen.

9

Stark gefährdete ätherische Öle

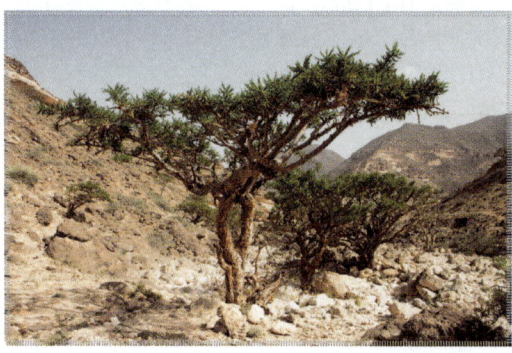

Entsprechend dem zunehmenden Interesse an der Aromatherapie steigt auch der Gebrauch ätherischer Öle. Durch die Nachfrage nach ätherischen Ölen steigt der Bedarf an Pflanzen, aus denen man sie extrahieren kann; und obwohl viele Pflanzen speziell für den Handel mit ätherischen Ölen angebaut werden, sind einige Pflanzenarten bereits gefährdet oder vom Aussterben bedroht, weil immer mehr ätherisches Öl produziert wird. Außerdem müssen Arten wie der Sandelholzbaum (*Santalum album*) mindestens dreißig Jahre alt sein, bis sie genügend gereift sind, was bedeutet, dass es lange dauern kann, bis Bäume, die wegen ihres ätherischen Öles abgeerntet werden und ausgelaugt sind, ersetzt werden können.

Mehrere ätherische Öle werden aus Pflanzenarten extrahiert, die entweder vom Aussterben bedroht oder als stark gefährdete Arten eingestuft sind. Das Bewusstsein für dieses zunehmende Problem hat einige Erzeuger (und Verbraucher ätherischer Öle) dazu veranlasst, alternative Arten zu kultivieren.

Unabhängig davon, ob man sich dafür entscheidet, weiterhin stark gefährdete oder bedrohte Pflanzenarten für den Gebrauch ätherischer Öle zu verwenden oder ersatzweise eine Alternative zu nehmen, ist es gut, über das Problem Bescheid zu wissen, um eine fundierte Entscheidung treffen zu können.

Die Rote Liste gefährdeter Arten des IUCN

Die Internationale Union zur Bewahrung der Natur (IUCN) wurde ursprünglich gegründet, um zu beurteilen, in welchem Zustand sich die Pflanzen- und Tierarten befinden, deutlich zu machen, welche vom Aussterben bedroht sind, und sich für ihre Erhaltung einzusetzen.

Die IUCN wurde im Oktober 1948 als International Union for the Protection of Nature (IUPN) gegründet. 1956 änderte die Organisation ihren Namen zu International Union for Conservation of Nature (IUCN). Die IUCN war die erste globale Umweltorganisation der Welt. Heutzutage ist sie das größte professionelle, weltweite Netzwerk für Umweltschutz. Die Hauptaufgabe der IUCN besteht darin, die Gesellschaften auf der ganzen Welt zur Bewahrung der Natur und der vielen Tier- und Pflanzenarten anzuspornen und sie dabei zu unterstützen. Ebenso achtet sie darauf, dass die natürlichen Ressourcen ökologisch nachhaltig genutzt werden.

Die IUCN erstellt auch die Rote Liste gefährdeter Arten. Diese Liste gilt als „das weltweit umfassendste Verzeichnis über den Zustand von Pflanzen, Tieren und Pilzen und die maßgeblichste Quelle über die vorhandene biologische Vielfalt" (www.iucn.org).

Die Rote Liste gefährdeter Arten der IUCN ist in neun Gefährdungsstufen unterteilt:

- ausgestorben
- in der Natur ausgestorben
- vom Aussterben bedroht
- stark gefährdet
- gefährdet
- potentiell gefährdet
- nicht gefährdet
- ungenügende Datengrundlage
- nicht beurteilt

Die Arten werden aufgrund einer Beurteilung durch Fachleute einer Kategorie zugewiesen. Deren Urteil gründet auf Faktoren wie der Schnelligkeit des Rückgangs, der Populationsgröße oder der Verbreitung der Art.

Bedrohte und stark gefährdete Pflanzenarten

Eine bedrohte Art „ist eine (Tier- oder) Pflanzenart, die selten vorkommt und in naher Zukunft stark gefährdet sein kann" (Webster's, 2009). Eine stark gefährdete Art ist „eine (Tier- oder) Pflanzenart, für welche die Gefahr besteht, auszusterben" (Webster's, 2009).

Bedrohte und stark gefährdete ätherische Öle

Es sind einige gängige ätherische Öle in Gebrauch, die aus bedrohten oder stark gefährdeten Pflanzen extrahiert werden. Der National Association for Holistic Aromatherapy (NAHA) zufolge sind Weihrauch (*Boswellia carteriii*), Sandelholzbaum (*Santalum album*), Adlerholzbaum (Beispiele: *Aquilaria malaccensis, Aquilaria agallocha*) und Rosenholz (*Aniba rosaeodora*) bedroht oder stark gefährdet. Für die Pflanzen, aus denen diese bestimmten ätherischen Öle gewonnen werden, könnte die Gefahr bestehen, dass sie vollständig von der Erde verschwinden, wenn die Branche damit fortfährt, sie im Übermaß zu verwenden. Man beachte jedoch, dass dies der aktuelle Stand der Dinge ist und die Lage sich ständig aus verschiedenen Gründen ändert. Man schaue aktuelle Quellen nach den neuesten verfügbaren Informationen durch. Ätherische Öle, die als Alternative für Weihrauch oder Sandelholzbaum verwendet werden können, werden in Teil drei vorgeschlagen.

Wenn man sich dafür entscheidet, einem alternativen ätherischen Öl den Vorzug zu geben gegenüber einem jener Öle, die als bedroht oder stark gefährdet gelten, muss man die chemischen Bestandteile des ätherischen Öles prüfen und sich seiner therapeutischen Eigenschaften vergewissern, um festzustellen, ob es dieselben Wirkungen hat. Außerdem wird man, wenn man ein ätherisches Öl nur wegen seines Duftes nimmt, mit der Trägersubstanz experimentieren müssen, mit der man es zu benutzen gedenkt; zum Beispiel bewahren bestimmte Arten von Kerzenwachs nicht immer den Duft, den man von dem ätherischen Öl erwartet. Jedoch ist ein alternatives ätherisches Öl in der Aromatherapie normalerweise einem synthetischen Ersatz vorzuziehen, weil eine synthetische Substanz keine therapeutischen Eigenschaften hat und dem wahren Duft eines ätherischen Öles nicht entspricht.

Destillation ätherischer Öle zu Hause

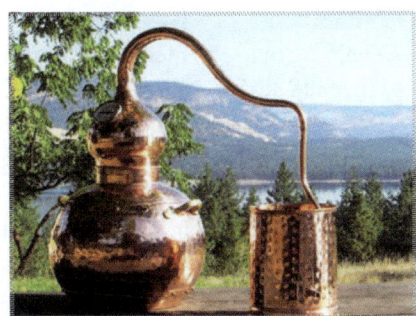

Die Destillation ätherischer Öle ist ein komplexer Vorgang. Obwohl es möglich ist, eigenes ätherisches Öl zu Hause zu destillieren, ist der Vorgang oft zeitraubend und ergibt wenig Öl, je nachdem, welche Pflanze man zum Destillieren auswählt. Ein solches, selbst erzeugtes ätherisches Öl wird jedoch im Vergleich zu manchen kommerziellen ätherischen Ölen von besserer Qualität sein – und man weiß genau, was zur Destillation verwendet wurde (und was nicht).

Man beachte, dass die Informationen in diesem Kapitel sich auf den persönlichen Gebrauch ätherischer Öle beziehen. Beabsichtigt man, das Destillationsprodukt zu verkaufen, sind eine Reihe Tests durchzuführen und Gesetze einzuhalten – welche genau, hängt von verschiedenen Faktoren ab.

Menge des Pflanzenmaterials und weitere Variablen

Wenn man die richtige Sorte Pflanzenmaterial verwendet und die gewünschte Produktionsmenge kennt, ist es möglich, therapeutische ätherische Öle von hoher Qualität für den Eigenbedarf herzustellen. Ein Hauptpunkt, um sich Klarheit darüber zu verschaffen, ob man über die Ressourcen verfügt, eigenes ätherisches Öl zu Hause herzustellen, ist die Menge des Pflanzenmaterials, die benötigt wird, um eine bestimmte Menge ätherischen Öles zu destillieren. Die folgenden Beispiele geben eine Vorstellung davon, womit zu rechnen ist, wenn man Lavendel oder Rose destilliert:

- Lavendel (*Lavandula angustifolia*) – man benötigt 150 Pfund, um ein Pfund ätherisches Lavendelöl herzustellen. Ein Morgen Land [Acirca 4050 m²; Anm. d. Übers.] bringt etwa 12 bis 20 Pfund ätherisches Lavendelöl hervor (www.auracacia.com).
- Damaszenerrose (*Rosa damascena*) – man benötigt 250 Pfund, um 1 Unze [28,35 Gramm; Anm. d. Übers.] ätherisches Rosenöl herzustellen (www.britannica.com).

Es ist zu berücksichtigen, dass diese Mengen nur Annäherungen sind und aufgrund einer Reihe anderer Faktoren schwanken können:

- Wachstumsperiode
- Qualität des verwendeten Pflanzenmaterials (ökologisch / wildwachsend / Kulturpflanzen / mit Chemikalien behandelt)
- Klima und Wettermuster
- Bodenqualität
- Alter der Pflanzen

Eigenen Aromatherapiegarten anlegen

Über das Destillieren von Pflanzenmaterial zur Herstellung eigener ätherischer Öle hinaus kann man auch einen eigenen Aromatherapiegarten anlegen, um den Duft einzelner Pflanzen zu erleben. Das ist kein neuer Gedanke. Duft- und Arzneipflanzen hatten in mittelalterlichen Klostergärten eine herausragende Stellung. Der Klostergarten war eine von den Klostermauern umgebene, grüne Fläche innerhalb des Klosters, die den römischen Landhausgärten nachempfunden war. Er bot einen Platz zur Entspannung zwischen den Duftpflanzen. Außerdem waren die mittelalterlichen Klöster ein Zuhause für Kräutergärten, die in einen Arzneigarten voller Heilkräuter und -pflanzen und einen Küchengarten, wo die Kräuter für kulinarische Gerichte angebaut wurden, aufgeteilt waren.

Man benötigt nicht viel Platz, um mehrere Arten von Aromatherapiepflanzen im eigenen Garten anzubauen. Duftende Kräuter und Pflanzen wie Lavendel, Rosmarin und Rosengeranie gedeihen auch in einem kleinen Innenhof mit den richtigen Wachstumsbedingungen. Wenn man nur einen Blumenkasten hat, ziehe man eine duftende Vielfalt von Kräutern wie Thymian und Pfefferminze in Betracht.

Ätherische Öle, angereicherte Öle und Blütenessenzen

Wenn man es in Betracht zieht, eigene ätherische Öle zu destillieren, ist es wichtig, sich über den Unterschied zwischen ätherischen Ölen und angereicherten Ölen im Klaren zu sein. Ätherische Öle werden direkt aus der Pflanze destilliert (mithilfe der Methoden, die in Kapitel 5 besprochen wurden), wohingegen bei angereicherten Ölen ein Trägeröl als Grundsubstanz verwendet wird. Außerdem werden ätherische Öle oft fälschlich als Essenzen bezeichnet, was zu wei-

Authentische Aromatherapie

terer Verwirrung und Verwechslung mit wirklichen Blütenessenzen führt. Blütenessenzen werden mithilfe von Sonnenlicht und Wasser gewonnen und nicht destilliert, wie echte ätherische Öle.

Die therapeutischen Eigenschaften (und die chemische Zusammensetzung) eines jeden dieser Öle wird deshalb anders sein.

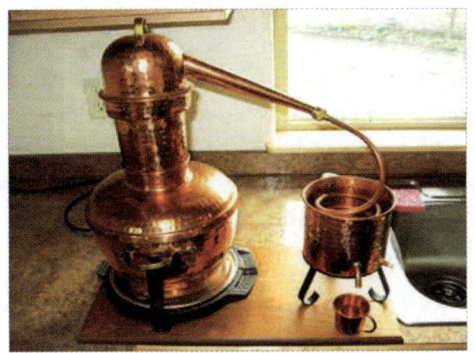

Foto: Ann Harman

te in einer Destille herstellen. Destillierapparate sind normalerweise aus rostfreiem Stahl oder Kupfer erhältlich. Ann Harman, eine zertifizierte Öko-Farmerin aus dem US-Bundesstaat Washington, destilliert seit mehr als fünfzehn Jahren Hydrolate und sie ist überzeugt, dass Destillierapparate aus Kupfer für die Destillation von Hydrolaten besser sind. Sie versucht gerade zu beweisen, dass das Kupfer in Kupferdestillierapparaten im Destillat bleibt und gegen die Verunreinigung mit Mikroben hilft. Sie präsentierte ihre ersten Ergebnisse 2012 auf der Botanica-Konferenz in Dublin, Irland.

Heimdestillen

Am leichtesten stellt man eigene ätherische Öle zu Hause mithilfe einer Heimdestille her. Es gibt mittlerweile mehrere Ausrüstungen im Handel, die speziell für das Destillieren zu Hause ausgelegt sind. Obwohl für eine Heimdestille ein stattlicher Geldbetrag als anfängliche Investition erforderlich sein kann, enthält sie alle Ausrüstungsgegenstände, die man benötigt, um mit dem Herstellen eigener Öle beginnen zu können. Man sollte eine Destille lieber von einem seriösen Destillateur ätherischer Öle kaufen als von einem Massenproduzenten. Ein routinierter Destillateur wird aufgrund seiner Erfahrung Rat geben können, wie man die Ausrüstung benutzt.

Zusätzlich zur Verwendung einer Heimdestille für ätherische Öle kann man auch Hydrola-

Herstellung eines angereicherten Öles

Will man im Gegensatz zu einem echten ätherischen Öl ein angereichertes Öl herstellen, so ist das mit einem Minimum an Aufwand möglich. Man benötigt lediglich ein paar grundlegende Dinge:

- ein Glasgefäß, in das man das frische Pflanzenmaterial gibt – ein Einmachglas mit Schraubverschluss ist ideal

- pflanzliches Trägeröl – man braucht ein pflanzliches Trägeröl als Grundsubstanz, in die das Pflanzenmaterial eingeweicht wird.
- einen Filter oder ein Sieb – wenn das Pflanzenmaterial lange genug gezogen hat, muss es vom Öl getrennt werden, wozu man einen Filter oder ein Sieb benutzt (ein normales Küchensieb wird ausreichend sein)
- Sonnenschein

Man folge diesen einfachen Anweisungen, um ein angereichertes Öl herzustellen:
- Frisches Pflanzenmaterial oder getrocknete Kräuter in ein Glasgefäß geben.
- Das Glasgefäß mit ausreichend Öl füllen, bis das gesamte Pflanzenmaterial mit Öl bedeckt ist.
- Das Glasgefäß ein bis zwei Wochen lang in der Sonne stehen lassen. Ein Fenstersims ist ein guter Platz, damit das angesetzte Pflanzenmaterial ziehen kann.
- Mehr Pflanzenmaterial dazugeben (um das Glasgefäß aufzufüllen, wenn nötig) und den Inhalt des Glasgefäßes ab und zu durchmischen.
- Nach ein bis zwei Wochen mit dem Sieb oder Filter das Pflanzenmaterial vom Öl trennen.

Wenn das Ansetzen seinen Zweck erfüllt hat, sollte das Öl ein duftendes Aroma haben – und es wird die therapeutischen Eigenschaften der Pflanze in sich aufgenommen haben. In einigen Fällen wird man das Pflanzenmaterial längere Zeit eingeweicht stehen lassen wollen, damit es besser zieht. Außerdem kann man angereicherte Öle aus Pflanzen oder Kräutern herstellen, die nicht wegen ätherischer Öle destilliert werden, zum Beispiel Johanniskraut und Acker-Ringelblume.

Mehr Informationen über Blütenessenzen

Blütenessenzen wurden durch die Arbeit von Dr. Edward Bach (1886–1936) bekannt, einem englischen Arzt, der umfangreiche Forschung über den therapeutischen Nutzen von Essenzen durchführte. Weitere Arten von Blütenessenzen sind die Australischen Buschblütenessenzen.

Blütenessenzen stehen in Beziehung zu einer Tugend, oder einem emotionalen Ungleichgewicht, im Körper, was eine Disharmonisierung nach sich zieht. Eine passende Blütenessenz wird ausgewählt, um den Körper anzusprechen und wieder in die Balance zu bringen. Obwohl Essenzen im Allgemeinen als Blütenessenzen bezeichnet werden, gehören auch Bäume dazu, wie Ulme, Geißblatt, Heidekraut und Eiche. Das sind Pflanzenarten, aus denen gemeinhin kein ätherisches Öl destilliert wird (wenngleich das Geißblatt eine winzige Menge ätherischen Öles bildet, das zur Parfümherstellung verwendet wird).

Das Pflanzenmaterial wird gesammelt, in eine Schale mit Wasser gegeben und unter der Einwirkung der natürlichen Elemente Sonne (oder einer anderen Wärmequelle) und Luft ziehen gelassen. Wenn die Pflanzen eine Zeitlang gezogen haben, wird der Aufguss in Flaschen abgefüllt und – es ist bereits gebrauchsfertig – gelagert. Blütenessenzen enthalten auch Alkohol (normalerweise Weinbrand) als ein natürliches Konservierungsmittel für den Aufguss. Blütenessenzen sollen die Schwingung oder Energie der Pflanze enthalten, die eingesetzt wird, um das Ungleichgewicht im Körper zu heilen.

Teil zwei

Gebrauch ätherischer Öle

11

Vorsichtsmaßregeln und Tipps für den Gebrauch ätherischer Öle

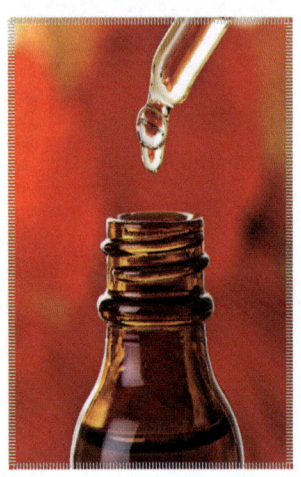

Für den Gebrauch eines ätherischen Öles kann es spezielle Vorsichtsmaßregeln geben – das braucht aber nicht immer der Fall zu sein und hängt von den chemischen Bestandteilen ab, aus denen es besteht. Die ätherischen Öle, die in diesem Buch steckbriefartig dargestellt werden, sind in Teil drei aufgelistet, und dabei auch alle besonderen Vorsichtsmaßnahmen für ihre Anwendung. Jedoch gibt es zusätzlich zu diesen speziellen Vorsichtsmaßregeln auch allgemeine Richtlinien, die man nicht vergessen darf.

Gebrauch ätherischer Öle während der Schwangerschaft

Die Schwangerschaft ist eine Zeit, wo man ätherischen Ölen mit Skepsis begegnen sollte, vor allem im ersten Schwangerschaftsdrittel. Ätherische Öle für die Schwangerschaft werden in Kapitel 16 eingehender besprochen. Beispiele für ätherische Öle, deren Anwendung während der Schwangerschaft jedoch oft kontraindiziert ist, sind unter anderem Ceylon-Zimtbaum

Authentische Aromatherapie

(*Cinnamomum zeylanicum*), Gewürznelken-baum (*Syzygium aromaticum*), Ysop (*Hyssopus officinalis*), Pfefferminze (*Mentha piperita*), Rosmarin (*Rosmarinus officinalis*) und Echter Salbei (*Salvia officinalis*).

Es wird angenommen, dass ätherische Öle aufgrund ihres Molekulargewichtes und ihrer hohen negativen Ladung die Plazentaschranke passieren können (Price und Price, 2002). Wenngleich die Auswirkungen, die ätherische Öle auf Mutter und Kind haben könnten, nicht wissenschaftlich gesichert sind, ist im ersten Drittel der Schwangerschaft für die Verwendung ätherischer Öle Vorsicht geboten, denn das Risiko einer Fehlgeburt ist höher.

Man verwende ätherische Öle während der Schwangerschaft immer in einer schwächeren Konzentration. Außerdem ist es unbedingt erforderlich, sich mit einer Hebamme in Verbindung zu setzen, die Erfahrung darin hat, ätherische Öle bei schwangeren Frauen anzuwenden. Einige Aromatherapeuten haben an einer speziellen Ausbildung zum Gebrauch ätherischer Öle in der Schwangerschaft teilgenommen, aber bis jetzt gibt es wenig gesichertes Wissen darüber, wie sie sich auf schwangere Frauen auswirken. Einige ätherische Öle werden nur von einzelnen, aber nicht allen Quellen als kontraindiziert eingestuft, so dass es darauf ankommt, so viel wie möglich über die einzelnen chemischen Bestandteile zu wissen, die ein spezielles ätherisches Öl bilden, und wie wahrscheinlich Gegenanzeigen für seinen Gebrauch sind. Schlussendlich ist jede Schwangerschaft und jede Krankengeschichte einzigartig – was einer Frau gesundheitlich schadet, macht einer anderen nichts aus aufgrund individueller Umstände.

Gebrauch ätherischer Öle bei Babys und Kindern

Wie in Kapitel 17 besprochen wird, sind ätherische Öle bei Babys und Kindern hervorragend anwendbar, weil sie der Absicht normalerweise aufgeschlossen gegenüberstehen. Jedoch werden in Kapitel 17 auch bestimmte ätherische Öle beschrieben, die bei Babys und Kindern vermieden werden sollten, und es ist wichtig, diese Vorsichtsmaßregeln zu beachten. Außerdem sollte man daran denken, auch bei Babys und Kindern eine niedrigere Dosis zu verwenden. Man sollte sich mit einem Arzt oder Apotheker, Heilpraktiker oder einer anderen medizinischen Fachkraft, die für den Gebrauch ätherischer Öle bei Babys und Kindern ausgebildet ist und weiteren Rat geben kann, besprechen oder einen zertifizierten Aromatherapeuten fragen, der an einer speziellen Ausbildung auf diesem Gebiet teilgenommen hat.

Gebrauch ätherischer Öle bei Erkrankungen

Bei bestimmten Erkrankungen ist die Verwendung ätherischer Öle kontraindiziert. Es ist wiederum ratsam, sich mit einem Arzt oder Apotheker, Heilpraktiker oder einer anderen qualifizierten Person über die eigene Krankengeschichte und das mit der Anwendung ätherischer Öle verbundene mögliche Risiko zu beraten. Die folgenden Richtlinien gelten generell für die genannten Erkrankungen, dazu ein Beispiel für ein zu vermeidendes ätherisches Öl (diese Liste ist nicht erschöpfend und es können weitere Öle dazugehören):

- Allergien und empfindliche Haut – man vermeide den Gebrauch von ätherischem Pfefferminzöl (*Mentha piperita*) und ätherischem Gewürznelkenbaumöl (*Syzygium aromaticum*)
- Diabetes – man sei bei der Verwendung aller ätherischen Öle besonders vorsichtig
- Epilepsie – man vermeide den Gebrauch von ätherischem Rosmarinöl (*Rosmarinus officinalis*)
- Hoher Blutdruck – man vermeide es, ätherisches Öl des Echten Salbeis (*Salvia officinalis*) zu benutzen
- Niedriger Blutdruck – der Gebrauch ätherischen Lavendelöles (*Lavandula angustifolia*) sollte vermieden werden
- Migräne – man vermeide den Gebrauch von ätherischem Damaszenerrosenöl (*Rosa damascena*) und ätherischem Lavendelöl (*Lavandula angustifolia*).
- Ernste, nicht lange zurückliegende Erkrankungen – man sollte sich mit einem Arzt oder Heilpraktiker über die individuellen Umstände beraten

Gebrauch ätherischer Öle zusammen mit anderen Behandlungen und Medikamenten

Zwischen ätherischen Ölen und anderen Behandlungen und Medikamenten – sowohl verschreibungspflichtigen als auch rezeptfreien – kann es Wechselwirkungen geben. Außerdem könnten Behandlungen aus der alternativen Heilkunde, insbesondere der Homöopathie, bei der Verwendung von ätherischen Ölen kontraindiziert sein, weil sie der Wirksamkeit des ätherischen Öles möglicherweise entgegenwirken. Man sollte Bescheid wissen, welches Medikament man einnimmt beziehungsweise welcher alternativen Behandlung man sich unterzieht, und sich mit einem Arzt, Apotheker oder Heilpraktiker beraten.

Gebrauch ätherischer Öle in der Sonne und in Solarien

Einige ätherische Öle werden als phototoxisch oder lichtempfindlich beschrieben. Phototoxische ätherische Öle reagieren auf Sonnenlicht beziehungsweise auf ultraviolettes Licht, das in Solarien angewendet wird. Die meisten ätherischen Zitrusöle sind phototoxisch, obwohl das von der Extraktionsmethode abhängen kann. Zum Beispiel ist gepresstes ätherisches Orangenöl (*Citrus sinensis*) nicht phototoxisch, aber destilliertes ätherisches Orangenöl (*Citrus sinensis*) ist es. Ätherisches Bergamottöl (*Citrus bergamia*) wird wegen seines Bergaptengehaltes als hochphototoxisch betrachtet. Aus diesem Grund stellen einige Produzenten nun bergaptenfreies ätherisches Bergamottöl her. Andere phototoxische ätherische Öle sind unter anderem nicht aus Zitrusfrüchten hergestellte Öle wie Kreuzkümmel (*Cuminum cyminum*), Ingwer (*Zingiber officinale*) und Liebstöckel (*Levisticum officinale*). Man sollte sich nicht zu lange der Sonne oder anderen Formen ultravioletten Lichtes aussetzen, wenn man gerade phototoxische ätherische Öle verwendet, um ausgedehnte Verbrennungen oder empfindliche Hautreaktionen zu vermeiden.

Weitere allgemeine Vorsichtsmaßregeln für den Gebrauch ätherischer Öle

Zusätzlich zu den in diesem Kapitel und in den Kapiteln über einzelne ätherische Öle gegebenen Vorsichtsmaßregeln für die Verwendung ätherischer Öle beachte man die folgenden allgemeinen Regeln:

- Ein ätherisches Öl sollte immer in einer Trägerlotion, einem Trägeröl oder einer anderen Trägersubstanz verdünnt werden, bevor man es auf die Haut aufträgt. Außerdem ist es ratsam, eine Mischung zuerst auf einer kleinen Stelle zu testen, bevor man sie auf einer größeren Hautfläche anwendet.
- Ätherische Öle dürfen nicht in die Augen gelangen.
- Ätherische Öle dürfen nicht auf Schleimhäute gelangen, wie zum Beispiel Nase, Augen und Lippen.
- Fläschchen mit ätherischen Ölen außerhalb der Reichweite von Babys und Kindern aufbewahren.
- Fläschchen mit ätherischen Ölen außerhalb der Reichweite von Haustieren aufbewahren.
- Ätherische Öle dürfen ohne spezielle Ausbildung und die erforderliche Zulassung zur Ausübung eines Heilberufes in dem Land, in dem man lebt, nicht innerlich angewendet werden. Außerdem können einige ätherische Öle aufgrund ihrer Giftigkeit grundsätzlich nicht innerlich angewendet werden.

- Ein ätherisches Öl ist abzusetzen, wenn Reizungen oder empfindliche Hautreaktionen auftreten.
- Man gebrauche ätherische Öle während der Schwangerschaft, bei Babys und Kindern, älteren Menschen und ernsthaft erkrankten Personen in geringer Konzentration (oder überhaupt nicht).
- Man verwende nur reine ätherische Öle, um das Risiko möglicher schädlicher oder gefährlicher Reaktionen so gering wie möglich zu halten.
- Ätherische Öle müssen von Hitze, Zündungsquellen und Flammen ferngehalten werden; sie sind unter entsprechenden Bedingungen entflammbar und gefährlich.
- Die chemischen Bestandteile und therapeutischen Eigenschaften eines ätherischen Öles entsprechen nicht genau jenen der Pflanze, aus der es extrahiert wurde.
- Man informiere sich vollständig über die Natur und die Verwendung eines ätherischen Öles, bevor man es benutzt.

Empfohlene Mengen für ätherische Öle

Die folgende Tabelle gibt die allgemein empfohlenen Mengen für den Gebrauch ätherischer Öle an. Sie soll nur eine Richtlinie sein und man sollte nicht vergessen, die persönliche Krankengeschichte zu berücksichtigen, die Art des verwendeten ätherischen Öles, die Art, wie es gebraucht wird, und alle Gegenanzeigen für die Verwendung.

Die Mengenangaben in der folgenden Tabelle sind für die Anwendung durch einen gesunden Erwachsenen gedacht und gründen auf persönlicher Berufserfahrung. Diese Mengen sind im Verhältnis zur Größe des betreffenden Fläschchens, Glases oder der Kerze zu verringern oder zu vergrößern. Außerdem reduziere man die Menge für Babys und Kinder, während der Schwangerschaft, bei älteren Personen und bei schweren Erkrankungen.

Produkt	Verdünnung des ätherischen Öles
Körperlotion / Creme / Körperbutter (4 Unzen)	36 bis 40 Tropfen
Gesichtslotion / Creme / Körperbutter (4 Unzen)	20 bis 25 Tropfen
Körpermassageöl (4 Unzen)	36 bis 40 Tropfen
Gesichtsmassageöl (4 Unzen)	20 bis 25 Tropfen
Lippensalbe (0,15 Unzen)	3 bis 7 Topfen
Körpersalbe (0,15 Unzen)	5 bis 8 Tropfen
Badesalze (4 Unzen)	40 bis 50 Tropfen
Zucker- oder Salzpeeling (4 Unzen)	20 bis 30 Tropfen
persönliches Spray (4 Unzen)	bis zu 45 Tropfen
Raumspray (4 Unzen)	bis zu 50 Tropfen
Raumduftzerstäuber (Kerze oder elektrisch) (Außerdem ziehe man die Herstellervorschriften zu Rate)	bis zu 5 Tropfen

Authentische Aromatherapie

Produkt	Verdünnung des ätherischen Öles
persönlicher Inhalator (Standardgröße)	10 bis 15 Tropfen
Körperkompresse (durchschnittlich großer Waschlappen)	5 bis 10 Tropfen
Teelichtkerzen (0,5 Unzen)	bis zu 20 Tropfen (aber je nach Mischung verschieden)

Tabelle mit Mengenangaben für die Mischung ätherischer Öle

Allgemeine Richtlinien für das Mischen ätherischer Öle

Erfolgreich ätherische Öle zu mischen lernt man durch Erfahrung, wobei auch die Trägersubstanz und das verwendete ätherische Öl eine Rolle spielen. Jedoch könnten die folgenden allgemeinen Tipps für das Zubereiten hilfreich sein, so dass man mit dem erfolgreichen Mischen ätherischer Öle beginnen kann:

- Weniger ist mehr – eine optimale Mischung enthält üblicherweise ein bis drei ätherische Öle. Wenngleich einige Mischungen bis zu fünf ätherische Öle enthalten können, steigt die Gefahr, dass sie sich sowohl im Duft als auch in den therapeutischen Eigenschaften gegenseitig stören, je mehr von ihnen man mischt.

- Kopf-, Herz- und Basisnote – Hersteller natürlicher Parfüme verwenden normalerweise eine Basisnote als Fixateur für eine Mischung und geben dann Herz- und Kopfnoten dazu. Obwohl es für eine therapeutische Mischung nicht nötig ist, Kopf-, Herz- und Basisnoten ausgewogen zu verwenden, ist es bedenkenswert, wenn man des Duftes wegen mischt.

- Synergie – eine synergistische Mischung ätherischer Öle ist eine, die mehr ist als die Summe der einzelnen ätherischen Öle. Jedoch gibt es auch in einem einzelnen ätherischen Öl Synergie aufgrund der verschiedenen chemischen Bestandteile und deshalb ist es wichtig, ein reines, nicht gepanschtes ätherisches Öl zu verwenden, um diese Synergie aufrechtzuerhalten.

- Quantität – ätherische Basisnotenöle duften normalerweise stärker und halten länger an als ätherische Kopfnotenöle.

- Trägermedium – das Trägermedium des Produktes wird gelegentlich eine Anpassung der Menge des verwendeten ätherischen Öles erforderlich machen. Zum Beispiel muss in ein Spray auf Wasserbasis normalerweise eine größere Zahl Tropfen ätherischen Öles gegeben werden als in eine Lotion als Trägersubstanz. Außerdem sollte man bei Produkten für das Gesicht wegen dessen höherer Empfindlichkeit geringere Mengen verwenden als für den restlichen Körper.

Die Sicherheit ätherischer Öle

Der Gebrauch ätherischer Öle ist sicher, wenn man weiß, wie, wann und wo sie zu verwenden sind. Beachtet man die Gegenanzeigen für den Gebrauch und nutzt das Wissen und die Anleitung eines Fachmanns, kann man ätherische Öle unter vielen verschiedenen Umständen ohne nennenswertes Risiko anwenden. Fehlendes Wissen und Verständnis führen zu potentiellen Gefahren und Risiken im Umgang mit ätherischen Ölen. Man sollte vollständig ausgebildet sein bevor man ätherische Öle benutzt, um diese möglichen Gefahren zu vermeiden.

Authentische Aromatherapie

12

Wie ätherische Öle ihre Wirksamkeit entfalten

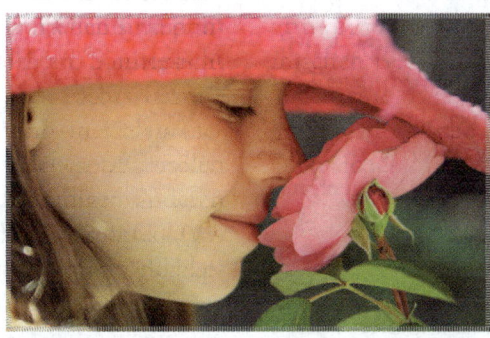

Es wird viel darüber diskutiert, wie ätherische Öle ihre Wirksamkeit entfalten. Viele wissenschaftliche Studien wurden im Lauf der Jahre durchgeführt, um herauszufinden, auf welche Art und Weise ätherische Öle in unseren Körper gelangen und wie nicht, und wie sie sich auf unser Wohlbefinden auswirken. Außerdem wurde der Ausdruck Aromatherapie im Übermaß verwendet und von weiten Teilen des Handels übernommen bis zu dem Punkt, dass viele Menschen vielleicht glauben, dass synthetische Düfte genauso wirken wie ätherische Öle. Synthetische Düfte (einschließlich Duftölen) haben nicht die therapeutischen Eigenschaften ätherischer Öle

und sollten nicht auf dieselbe Art und Weise benutzt werden, wie es in diesem Kapitel beschrieben wird.

Es ist auch wichtig, zwischen ätherischen Ölen und dem Gebrauch von Pflanzen und Kräutern als Medikamenten zu unterscheiden. Wenngleich die Pflanzenheilkunde und der Gebrauch von Pflanzenölen Jahrtausende in die Vergangenheit zurückreichen, sind dies nicht dieselben Substanzen, die wir heute ätherische Öle nennen. Die chemische Zusammensetzung und somit die therapeutischen Eigenschaften ätherischer Öle können anders sein als jene, die in antiken Texten beschrieben werden.

Es gibt unter Aromatherapeuten mehrere gängige Annahmen darüber, wie ätherische Öle wirken:

- durch Inhalation
- durch lokale Applikation
- durch innerliche Anwendung

Trotz der manchmal spärlichen wissenschaftlichen Belege dafür, wie sie ihre Wirkung entfalten, benutzen viele Leute ätherische Öle schon jahrelang für medizinische Zwecke. Wegen fehlender Geldmittel, Ressourcen und geeigneter Studienteilnehmer ist es oft schwierig, eine wissenschaftliche Studie unvoreingenommen und erfolgreich durchzuführen. Das Interesse an ätherischen Ölen in den vergangenen Jahren zeigt jedoch deutlich, dass es ein wachsendes Bewusstsein für die Thematik in der Öffentlichkeit gibt.

Inhalation ätherischer Öle

Inhalation gilt bei den meisten Aromatherapeuten als der schnellste und kürzeste Weg, wie der Duft eines ätherischen Öles in den Körper gelangt. Wissenschaftliche Forschung über diese Art, ätherische Öle zu verwenden, ist rar, weil es schwierig ist, Ergebnisse zu erhalten, die nicht durch Vorlieben der Probanden verfälscht sind, denn die meisten Teilnehmer der Studie werden sich bewusst sein, dass ein Duft benutzt wird. Es ist, was Gerüche angeht, schwierig, einigen Probanden ein Placebo zu verabreichen und mit anderen eine echte Behandlung durchzuführen.

Jedoch geht aus einigen Studien hervor, dass das Inhalieren ätherischer Öle wirksam sein kann. Zum Beispiel zeigte eine Studie, in der ätherisches Lavendelöl von demenzkranken Patienten inhaliert wurde, eine Verringerung der Agitiertheit dieser Personen (Van der Ploeg et al., 2010).

Außerdem hat die Naturwissenschaft herausgefunden, dass es für den Geruch eine direkte Verbindung zum Gehirn gibt. Wenn man einen Duft durch die Nase einatmet, bewegt er sich durch das Atmungssystem. Auf dem Weg werden elektrochemische Botschaften an den entsprechenden Gehirnteil gesendet, wobei die Ausschüttung von Neurochemikalien ausgelöst und es dem Gehirn ermöglicht wird, verschiedene Gerüche zu verarbeiten. Diese Vorgänge laufen blitzschnell ab.

Gerüche wirken im Körper oft sowohl auf einer emotionalen als auch auf einer physischen Ebene. Die Gefühle eines Menschen sind stark mit seinem körperlichen Wohlbefinden verflochten. Die physischen Eigenschaften eines ätherischen Öles werden normalerweise wirken, auch wenn eine Person auf der körperlichen Ebene negativ auf ein Öl reagiert, aber die emotionalen Effekte eines ätherischen Öles werden sehr stark von der Offenheit eines Menschen für das Öl, besonders für den Duft, abhängen.

Wie oben besprochen, treten Düfte durch Inhalation über die Nase physisch in den Körper ein. Von der Inhalation ätherischer Öle nimmt man an, dass sie durch die direkte Verbindung zum Gehirn auf der Gefühlsebene wirkt. Es gilt als sicher, dass ein Teil des Gehirns, das sogenannte limbische System, mit den Gefühlen in Verbindung steht. Haarzellen (Rezeptoren) reagieren auf Gerüche, die durch die Nase eingeatmet werden, und übertragen diese Informationen mithilfe der Mitralzellen an den Riechkolben. Die Riechbahn überträgt diese Informationen an Teile des limbischen Systems, wie zum Beispiel den Hippocampus, die Amygdala und den Hypothalamus. Das limbische System ist eng mit dem Gedächtnis verbunden. Deshalb lösen bestimmte Gerüche bestimmte Erinnerungen aus.

Viele Menschen verwenden ätherische Öle, wenn sie emotional belastet sind, zum Beispiel durch Stress, Angst und Depression, wegen des „Wohlfühlcharakters", der bestimmten ätherischen Ölen durch die Stimulation des limbischen Systems zu eigen ist. Wenngleich der Vorgang, wie solche Düfte ihre Wirkung entfalten, komplexer ist als der oben beschriebene, zeigt er doch, dass Aromen sowohl auf den physischen als auch auf den emotionalen Körper eine spürbare Wirkung haben.

Zu den Inhalationsmethoden für ätherische Öle gehören Kerzen, Sprays, Papiertücher, Bäder, Zerstäuber und Inhalatoren. Diese Methoden werden in Kapitel 13 eingehender besprochen.

Lokale Applikation ätherischer Öle

Die lokale Applikation ätherischer Öle erfolgt normalerweise durch das Auftragen auf die Haut. Häufig wird argumentiert, dass ätherische Öle nicht durch die Haut in den Blutkreislauf gelangen können, weil sie als ein undurchlässiges Organ wahrgenommen wird. Denkt man jedoch daran, wie ägyptische Frauen in der Antike Öle als Schönheitskosmetik benutzten, dann verfahren Menschen schon jahrtausendelang so, ohne dass wissenschaftliche Erkenntnisse diese Praxis rechtfertigen.

Price und Price zitieren in Aromatherapy for Health Professionals die Studie von Jäger et al. (1992), die zeigt, dass ätherisches Lavendelöl, in einem Trägeröl gelöst angewendet, in den Blutkreislauf absorbiert wurde. Obwohl verschiedene chemische Substanzen in verschiedenen Mengen und unterschiedlich schnell vom Körper aufgenommen werden, ist es anscheinend möglich, dass bestimmte chemische Verbindungen die Haut durchdringen können. Die kleineren, leichteren Moleküle der ätherischen Kopfnotenöle zum Beispiel werden schneller von der Haut aufgenommen als die größeren, schwereren ätherischen Basisnotenöle. Die Absorptionsgeschwindigkeit kann auch durch Wärme, Massage, den Zustand der Haut und die Atemfrequenz beeinflusst werden.

Zu den Methoden lokaler Applikation ätherischer Öle gehören Massage, Bäder, Kompressen und Sprays. Diese Methoden werden in Kapitel 13 eingehender behandelt.

Innerliche Anwendung ätherischer Öle

Die innerliche Anwendung ätherischer Öle dürfte die umstrittenste und am heißesten diskutierte Anwendungsmethode für ätherische Öle sein. Die Aufnahme ätherischer Öle durch den Mund, das Rektum und die Vagina ist ein Wissensgebiet, über das man sich gründlich sachkundig machen sollte, bevor man sich daran versucht. Die Anwendung ätherischer Öle auf diesem Weg wird oft Aromamedizin genannt und sollte nur von Personen praktiziert werden, die über Risiken und sichere Behandlungen genau Bescheid wissen. Es gibt verschiedene Mythen und Vorstellungen (darunter einige gefährliche) darüber, wie ätherische Öle innerlich zu verabreichen sind.

Es ist äußerst wichtig, vor einer innerlichen Anwendung die chemischen Bestandteile ätherischer Öle und die bekannten Gegenanzeigen zu kennen. Man sollte auch genau wissen, wie viel von dem Öl benötigt wird (üblicherweise eine winzige Menge). Ätherische Öle können sehr leicht giftig sein, wenn sie nicht richtig angewendet werden. Man denke auch daran, sie in

einer Trägersubstanz (Öl, Wasser etc.) zu verdünnen. Außerdem sollten einige ätherische Öle einfach aufgrund ihrer giftigen Zusammensetzung niemals auf diese Weise verwendet werden. Schließlich ist es von äußerster Wichtigkeit, dass man echte und nicht gepanschte ätherische Öle nimmt.

Es ist auch erwähnenswert, dass der Gebrauch ätherischer Öle auf diese Weise in einigen Ländern als ein Zweig der Medizin angesehen wird, so dass es gesetzeswidrig ist, diese Art der Anwendung beruflich durchzuführen, ohne eine Zulassung zur Ausübung des Heilberufes zu haben. Man beachte Gegenanzeigen für die Anwendung, wie zum Beispiel Schwangerschaft oder die Anwendung bei Babys und Kindern, wo Sorgfalt und Vorsicht an erster Stelle stehen. Man sollte sich von einem Arzt, Apotheker oder Heilpraktiker, der in Aromamedizin ausgebildet ist, beraten lassen, bevor man versucht, ätherische Öle auf diese Weise anzuwenden. Ausbildung ist der Schlüssel zur sicheren innerlichen Anwendung ätherischer Öle und sie sollte nicht von Personen propagiert werden, die nicht ausgebildet oder zur Durchführung berechtigt sind.

Eine Anmerkung dazu, wie Trägeröle ihre Wirksamkeit entfalten

Trägeröle sind, wie in Kapitel 4 besprochen, eines der Hauptmittel, die genutzt werden, um ätherische Öle lokal anzuwenden. Trägeröle gelangen auf fast die gleiche Weise in den Körper wie ätherische Öle. Bis zum Ende des 19. Jahrhunderts glaubte man, dass die Haut lösliche homogene Stoffmischungen wie Trägeröle nicht aufnehmen könnte (Studien wie die von Fleischer, 1877, schlossen das). Jedoch sind verschiedene Studien im 20. Jahrhundert (einschließlich jener von Valette und Sorbin, 1963) zu dem Ergebnis gekommen, dass Trägeröle von der Haut absorbiert werden und somit auf den Körper therapeutisch wirken können.

Wie ätherische Öle in den Körper gelangen

Obwohl wissenschaftliche Studien oft nur begrenzte Aussagekraft über die Wirksamkeit ätherischer Öle haben, heißt das nicht, dass sie nicht wirken. Ätherische Öle werden von Aromatherapeuten schon seit vielen Jahren bei verschiedenen Leiden angewendet. Außerdem wird immer wieder neue Forschung bekannt, wie Aromatherapie wirkt; man werfe einen Blick in die neuesten wissenschaftlichen Studien, um neue Informationen zu erhalten. Viele Studien können im Internet auf den Websites von Universitäten und wissenschaftlichen Zeitschriften eingesehen werden.

13

Verabreichung ätherischer Öle

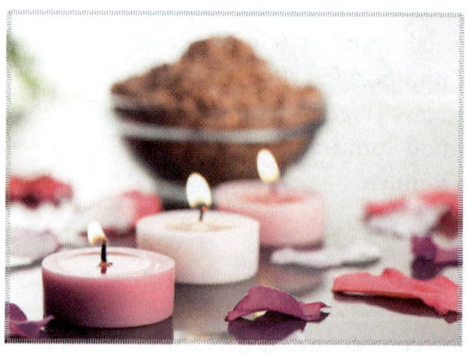

Es gibt viele verschiedene Möglichkeiten, ätherische Öle zu verwenden, aber es ist wichtig zu wissen, wie man jede Anwendungsart sicher durchführt. Zertifizierte Aromatherapeuten sind sowohl bezüglich der Art als auch der Menge eines jeden ätherischen Öles dafür ausgebildet, diese einzusetzen und dabei auch die Verabreichungsmethode zu berücksichtigen und ebenso mögliche Gegenanzeigen, die den sicheren Gebrauch eines ätherischen Öles infrage stellen würden.

Dieses Kapitel behandelt die verschiedenen Methoden, wie man ätherische Öle verabreicht. Allgemeine Richtlinien, welche Mengen man nimmt, sind in Kapitel 11 angegeben.

Inhalation

Inhalieren ist eine der einfachsten Möglichkeiten, ätherische Öle zu gebrauchen. Die folgenden Methoden sind empfehlenswert.

Kerzen

Es ist wichtig zu beachten, dass nicht alle Aromatherapiekerzen gleich beschaffen sind und man sollte sich über die Bestandteile und Einzelheiten jeder Kerze Klarheit verschaffen, bevor man sie verwendet. Man vergewissere sich, aus welchem Wachs die Kerze hergestellt und welche Art von Docht verwendet wurde und welche Zutaten ihren Duft erzeugen. Kauft man eine Aromatherapiekerze von einer Handelskette, ist es wahrscheinlich keine echte Aromatherapiekerze, sondern eine Kerze auf Paraffinbasis mit einem synthetischen Duft. Solche Kerzen kosten üblicherweise nicht viel, können aber vielfältige Gesundheitsrisiken mit sich bringen, wie zum Beispiel Asthma, Atembeschwerden und sogar Krebs.

Eine echte Aromatherapiekerze wird aus reinen ätherischen Ölen hergestellt und einer natürlichen Wachsbasis (aus Bienenwachs oder Soja). Einige Lieferanten geben sich alle Mühe, herauszufinden, welcher Docht für eine bestimmte Kerze der richtige ist, wie zum Beispiel ein Docht mit Papierkern oder ein reiner Baumwolldocht. Es ist einfach, eigene Aromatherapiekerzen aus Soja- oder Bienenwachs herzustellen. Am Anfang ist es am leichtesten, wenn man ein Set zum Kerzengießen von einem Lieferanten für Bastelzubehör kauft und die gewählten ätherischen Öle dazugibt.

In vielen kleinen Geschäften, wo echte Aromatherapiekerzen hergestellt werden, wird man auf Nachfrage gerne über Aromatherapiekerzen „aufgeklärt" werden. Der Preis ist normalerweise höher als bei einer gebrauchsfertigen Kerze, aber sie wird echte Aromatherapiezutaten enthalten.

Sprays

Es ist verhältnismäßig einfach, mit ätherischen Ölen ein eigenes Spray herzustellen. Alles, was man braucht, ist:
- eine leere Sprayflasche
- die gewählten ätherischen Öle
- destilliertes Wasser

Man füllt einfach die leere Sprayflasche mit destilliertem Wasser, gibt die ätherischen Öle dazu und schüttelt die Flasche zum Mischen. Öl und Wasser bilden typischerweise keine stabile Mischung, aber wenn man die Flasche energisch schüttelt, sollte es ausreichend sein, damit das Aroma verströmt wird. Man kann auch ein natürliches Dispergiermittel hinzugeben.

Aromatherapiesprays können verwendet werden, um die Raumluft, sich selbst oder ein Auto zu beduften. Am besten benutzt man es sofort, lagert es nicht im Sonnenlicht und braucht es innerhalb einiger Wochen auf.

Zerstäuber und Inhalatoren für die Aromatherapie

Es gibt mittlerweile verschiedene Zerstäuber und Inhalatoren für die Aromatherapie auf dem Markt, zusätzlich zur herkömmlichen Kerzenduftlampe. Während bei einem Zerstäuber die Flüssigkeit in feinen Tröpfchen im Raum verteilt wird, atmet man bei einem Inhalator den

Dampf normalerweise über eine Maske ein, doch die Bezeichnungen werden nicht immer scharf getrennt. Technisch gesehen entweichen bei einem Inhalator die leichtesten Moleküle des ätherischen Öles zuerst, wohingegen bei einem Zerstäuber alle Moleküle des ätherischen Öles gleichzeitig verteilt werden (Price und Price, 2012).

Kerzenduftlampen erfordern die Zugabe einiger Tropfen ätherischen Öles in Wasser, und beides wird in einem Keramikschälchen oben auf die Lampe gestellt. Dann wird eine Kerze unter das Schälchen gestellt (üblich sind Teelichter), so dass das Wasser heiß wird und zusammen mit den ätherischen Ölen verdampft. Man sollte die Duftlampe nicht unbeaufsichtigt stehen lassen und darauf achten, dass stets genügend Wasser in das Schälchen oben auf der Duftlampe nachgegossen wird, weil das ätherische Öl „ausbrennen" kann.

Elektrische Zerstäuber gelten als die sichersten in der Aromatherapie. Die Öle befinden sich normalerweise in einem Glasbehälter. Das Gerät gibt die unterschiedlich großen Moleküle des beziehungsweise der ätherischen Öle zur selben Zeit ab. Elektrische Zerstäuber sind im Lauf der Zeit sparsamer und umweltfreundlicher geworden. In einigen Modellen wird nun die Silberionentechnologie eingesetzt, welche die Geräte weniger anfällig für Schimmelbildung und Korrosion macht und desodorierend und sterilisierend wirkt.

Elektrische Vernebler pressen Luft mithilfe einer Pumpe in die ätherischen Öle [doch es gibt auch Geräte, die mit Ultraschall arbeiten; Anm. d. Übers.]. Wenn die ätherischen Öle durch einen gläsernen „Vernebler" in die Luft abgegeben werden, entstehen sehr kleine Partikel. Das Ergebnis ist eine therapeutische Mischung ätherischer Öle, die in der Luft verteilt ist und leicht eingeatmet werden kann. Vernebler werden gerne bei Atemwegserkrankungen verwendet.

Man kann auch einen elektrischen Bedufter für das Auto kaufen. Er wird in den Zigarettenanzünder eingesteckt oder an das Handyladegerät angeschlossen. Einige Tropfen ätherisches Öl werden auf ein kleines Pad gegeben, der Duft durch die Erwärmung im Auto verteilt.

Es kommen immer neue Geräte auf den Markt, so dass man sich die Neuentwicklungen anschauen und entscheiden muss, was am besten für die eigenen Zwecke geeignet ist. Andere Möglichkeiten, ätherische Öle anzuwenden, sind Duftsteine aus Terrakotta oder Sandstein (verschiedene Formen, Größen und Stile), Aromaventilatoren (häufig tragbar) und Lampenringe. Letztere sind oft beliebt wegen ihrer geringen Kosten. Sie sind ringförmig, bestehen aus Terrakotta oder Messing und haben eine Vertiefung, in die das ätherische Öl gegeben wird. Die Wärme der Glühbirne bewirkt die Verteilung des Öles.

Man kann auch einen USB-Duftstick für den Laptop kaufen. Er wird einfach in den

USB-Anschluss gesteckt, damit sich der Duft des ätherischen Öles verteilt. Weitere Informationen für den Gebrauch findet man in den Herstellerrichtlinien.

Persönliche Inhalationsfläschchen

Mit einem persönlichen Inhalationsfläschchen ist ein Glasfläschchen in einer Schatulle gemeint. Man gibt die ausgewählten ätherischen Öle in das Fläschchen, trägt den Gegenstand in der Handtasche oder einer Hosen- oder Jackentasche bei sich und kann daran riechen, wenn man es wünscht. Man nehme ein Wattebällchen (oder ein Pad), um die ätherischen Öle in dem Glasfläschchen aufzusaugen, wenn es erforderlich ist. Es gibt dieses Hilfsmittel zum Inhalieren ätherischer Öle in unterschiedlichen Ausführungen, zum Beispiel Duftstifte (oder leere nasale Inhalationsröhrchen) – im Wesentlichen eine Variante des Wick-Inhaliersticks.

Außerdem kann man eine eigene, persönliche Salbe herstellen. Dazu verwendet man die Grundzutaten Bienenwachs, Kakaobutter, Sheabutter, ein pflanzliches Basis- beziehungsweise Trägeröl und ätherische Öle. Die Salbe gibt man in einen Behälter wie zum Beispiel eine Lippenstifttube. Sie wird nach Bedarf auf das Handgelenk und die Schläfen aufgetragen und inhaliert. Es gibt verschiedene Rezepte für Aromatherapiesalben, das folgende kann für komplexere Mischungen angepasst werden – oder man erkundige sich bei einem zertifizierten Aromatherapeuten, der Erfahrung in der Herstellung von Körperpflegeprodukten und Badezusätzen hat.

Rezept für eine persönliche Salbe

0,5 Unzen Bienenwachs
0,25 Unzen Kakaobutter
0,25 Unzen Sheabutter
1 Unze pflanzliches Öl (zum Beispiel Mandelbaumöl oder Jojobaöl)
ätherische Öle (siehe Mengen in der Tabelle in Kapitel 11)
Dieses Rezept ergibt zehn Tuben der Salbe zu je 0,15 Unzen.

Herstellung

- Wasser in einem kleinen Topf auf dem Ofen erhitzen.
- Das Bienenwachs in einen hitzebeständigen Behälter geben.
- Den Behälter mit dem Bienenwachs in das Wasser legen.
- Sobald das Bienenwachs geschmolzen ist, die Kakaobutter zur Mischung geben.
- Sobald die Kakaobutter geschmolzen ist, die Sheabutter zur Mischung geben.
- Sobald die Sheabutter geschmolzen ist, alles verrühren.
- Das pflanzliche Öl dazugeben und umrühren.

- Die Pfanne vom Ofen nehmen, die ätherischen Öle dazugeben und umrühren.
- Nun muss man die Flüssigkeit rasch in die Behälter gießen. Wenn man Lippenstifttuben nimmt, wird man wahrscheinlich eine Lippenstiftgießform verwenden, da man die Flüssigkeit besser eingießen kann. Falls die Mischung fest wird, bevor man alles in die Behälter gegossen hat, kann man sie auf dem Ofen noch einmal kurz erhitzen.
- Die Mischung fest werden lassen.
- Die Tuben mit Inhalt und Herstellungsdatum beschriften.
- Im Kühlschrank aufbewahren, damit sie länger halten, und innerhalb von sechs Monaten aufbrauchen.

Bäder und Dampfinhalation

Es ist leicht, ein paar Tropfen ätherisches Öl direkt in warmes Badewasser zu geben oder in einem Badeöl aufzulösen. Durch die Wärme des Wassers verteilt sich das Aroma; eine großartige Art, zu entspannen und die Belastungen des Alltages weichen zu lassen. Wenn man an einer Kopfgrippe, an verstopften Nasennebenhöhlen oder einer verstopften Nase leidet, kann man alternativ eine Schüssel mit warmem Wasser füllen und ein paar Tropfen eines passenden ätherischen Öles hinzufügen. Dann bedeckt man den Kopf mit einem Handtuch, lehnt sich über die Schüssel und inhaliert den Duft je nach Bedarf fünf bis zehn Minuten lang.

Papiertücher

Hat man keinen Inhalator oder Zerstäuber zur Verfügung, kann man einfach ein paar Tropfen ätherisches Öl auf ein Papiertuch geben und einige Atemzüge inhalieren.

Lokale Applikation

Massage

Viele Menschen erleben die lokale Applikation ätherischer Öle zum ersten Mal im Rahmen einer Massage. Wenn man ätherische Öle lokal anwendet, muss man sie in einem Trägeröl oder einer Basissubstanz verdünnen, bevor man sie auf die Haut aufträgt. In der Massage gibt es verschiedene Arten von Trägerölen, die als Basissubstanz benutzt werden. Trägeröle für die Aromatherapie sind Öle auf Pflanzenbasis, die im Allgemeinen kalt gepresst sind. Kalt gepresste Trägeröle behalten mehr von den therapeutischen Eigenschaften der Pflanze, aus der sie extrahiert wurden. Heiß gepresste Öle enthalten wenig, wenn überhaupt irgendwelche, therapeutische Eigenschaften und werden typischerweise zum Kochen verwendet. Man verwende das eine Öl nicht anstelle des anderen.

Zu den beliebten Trägerölen für die Massage gehören Jojobaöl, Mandelbaumöl, Traubenkernöl, Sonnenblumenöl und Kokosnussöl, obwohl es noch viele andere Arten gibt. Der größte Teil eines Massageöles ist Trägeröl, dem einige Tropfen ätherisches Öl beigemengt sind.

Hautpflege

Ätherische Öle können auch durch den Gebrauch von Basisprodukten der Hautpflege lokal verabreicht werden. Dazu gehören:
* Basisöl
* Basislotion
* Basiscreme
* Körperbutter
* Parfüm
* Badesalz
* Basispeeling
* Basissalbe
* Basisgel

Viele der oben genannten Basisprodukte werden in Kapitel 14 besprochen.

Es ist sehr wichtig zu beachten, dass man ein ätherisches Öl immer in einem Trägeröl oder in einem Hautpflegebasisprodukt verdünnen sollte, bevor man es lokal auf der Haut aufträgt; es sei denn, man ist ein ausgebildeter Fachmann. Mangel an Wissen über und Erfahrung mit ätherischen Ölen kann zu einem falschen Gebrauch des Öles führen und Hautreizung, Hautsensibilisierung oder Allergien zur Folge haben.

Wickel

Man kann einen Wickel mit einem ätherischen Öl machen, um bei Schmerzen oder Entzündungen zu helfen. Man fülle eine Schüssel mit heißem oder kaltem Wasser, gebe einige Tropfen eines passenden ätherischen Öles hinein und weiche einen kleinen Waschlappen darin ein. Dann wringe man das überschüssige Wasser aus und wende den Umschlag einige Minuten lang auf der betroffenen Stelle an.

14

Ätherische Öle in der Körperpflege

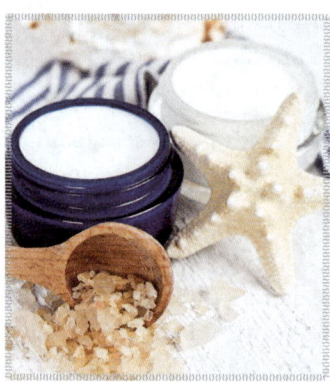

Es steht eine Vielzahl verschiedener aromatherapeutischer Hautpflegeprodukte zur Auswahl und egal, ob man ein eigenes herstellt oder etwas kauft: Man muss im Bilde darüber sein, was in ein aromatherapeutisches Hautpflegeprodukt kommt. Viele Hautpflegeprodukte erheben den Anspruch, aromatherapeutische Zutaten zu enthalten, aber nicht alle enthalten echte ätherische Öle.

Ätherische Öle sind der Kernbestandteil von Aromatherapieprodukten, und der Hauttyp eines Menschen entscheidet darüber, welche Mischung ätherischer Öle die beste für ihn ist. Es gibt verschiedene Kombinationen ätherischer Öle, die für einen bestimmten Hauttyp geeignet sind, aber die in diesem Kapitel vorgeschlagenen sind bestens geeignet, sich in der Herstellung einmal selbst zu versuchen.

Zu den ätherischen Ölen für die Körperpflege gehört der Gebrauch ätherischer Öle für den Körper, das Gesicht und das Haar. Falls man ätherische Öle im Gesicht anwendet, sollte man daran denken, geringere Mengen zu nehmen, da das Gesicht normalerweise empfindlicher ist als andere Körperbereiche. Richtlinien für die Mengen, die man nimmt, und Tipps für das Mischen ätherischer Öle sind in Kapitel 11 zu finden.

Haut- und Haartypen

Die Haut ist das größte Organ des Körpers und wenngleich einige ihrer Merkmale durch die genetische Veranlagung oder die Altersgruppe festgelegt sein mögen, werden andere dadurch bestimmt, wie man seine Haut behandelt. Im Übermaß der Sonne und dem Wind ausgesetzt zu sein, zu wenig Wasser und körperliche Verletzungen, all das beeinträchtigt die Gesundheit der Haut. Das gilt auch für das Haar, das durch den übermäßigen Gebrauch von Haarschmuck und Styling-Produkten in Mitleidenschaft gezogen wird. Haut kann aufgrund ihrer Beschaffenheit in verschiedene Kategorien eingeteilt werden. Die meisten Menschen haben eine Mischung aus fettiger und trockener Haut. Was dieses Kapitel angeht, können die für die verschiedenen Hauttypen empfohlenen ätherischen Öle auch für die gleichen Haartypen verwendet werden und umgekehrt.

Trockene Haut

Trockener Haut fehlt Feuchtigkeit und sie ist oft empfindlich. Man verwende ätherische Öle für trockene Haut mit Vorsicht, insbesondere wenn man weiß, dass man auch eine empfindliche Haut hat. Es ist auch ratsam, dass man ein bestimmtes ätherisches Öl, mit dem man noch nicht vertraut ist, zunächst auf einer kleinen Stelle testet, bevor man es anwendet. Zu den ätherischen Ölen, die sich für trockene Haut eignen, gehören unter anderem:

- Lavendel (*Lavandula angustifolia*)
- Patschuli (*Pogostemon cablin*)
- Römische Kamille (*Chamaemelum nobile*)
- Damaszenerrose (*Rosa damascena*)

Fettige Haut

Fettige Haut geht mit Problemen wie Pickelbildung und Rückstau von Talg einher; fettige Haut ist das Ergebnis überschüssiger Talgproduktion durch die Talgdrüsen. Jugendliche sind häufig davon betroffen. Keimtötende und adstringierende ätherische Öle sind oft für fettige Haut geeignet, zum Beispiel:

- Rosengeranie (*Pelargonium graveolens*)
- Gemeiner Wacholder (*Juniperus communis*)
- Zitrone (*Citrus limon*)
- Australischer Teebaum (*Melaleuca alternifolia*)

Reife Haut

Zu den Problemen der reifen Haut gehört oft die Faltenbildung! Ätherische Öle können helfen, die Falten zu verringern, indem sie durch ihre chemischen Bestandteile neues Zellwachstum anregen. Zusätzlich ist es empfehlenswert, ein Trägeröl mit einem hohen Vitamin-E-Anteil als Basissubstanz zu verwenden, um die ausgewählten ätherischen Öle zu kombinieren. Zu den ätherischen Ölen für reife Haut gehören:

- Muskatellersalbei (*Salvia sclarea*)
- Lavendel (*Lavandula angustifolia*)
- Myrrhe (*Commiphora myrrha*)
- Neroliöl (*Citrus aurantium var. amara*)
- Damaszenerrose (*Rosa damascena*)
- Orange (*Citrus sinensis*)

Verabreichung

Die Zahl der verschiedenen Produkte, die als Basisprodukt zur Hautpflege mit ätherischen Ölen empfohlen werden, ist riesig. Was man als Trägersubstanz für die ätherischen Öle verwendet, wird teilweise von der persönlichen Vorliebe für die Konsistenz und Viskosität des Produktes abhängen und teilweise von der Art und Weise, wie es benutzt werden soll.

Öle

Ein pflanzliches Basisöl kann als Badeöl, Parfümöl, Massageöl oder als Haarkur verwendet werden. Man wählt ein passendes pflanzliches Öl aus und gibt ein paar Tropfen ätherisches Öl hinein. Und so wird die Anwendung praktisch durchgeführt:
- Badeöl – man gieße das Öl in das warme Badewasser.
- Parfümöl und Massageöl – auf die Haut auftragen.
- Haarkur – die Mischung aus dem Trägeröl und den ätherischen Ölen in einem Glas-

gefäß in der Mikrowelle 15 bis 30 Sekunden lang anwärmen. Auf das trockene Haar auftragen, mit einer Duschhaube oder Handtuch bedecken und mindestens 30 Minuten lang einwirken lassen. Die Duschhaube beziehungsweise das Handtuch abnehmen. Ein wenig Shampoo auftragen, bevor Wasser auf das Haar kommt, damit es sich leichter waschen lässt. Nun wie gewohnt das Haar waschen und ausspülen.

Lotionen und Cremes

Die ätherischen Öle werden zu einer weißen Basislotion oder einer Basiscreme gegeben, die zur regelmäßigen Hautpflege verwendet wird. Man kann entweder ein fertiges kosmetisches Basisprodukt ohne Duftstoffe (von einem Lieferanten für Kosmetikartikel) verwenden oder ein eigenes aus Grundzutaten wie Bienenwachs, Wasser, pflanzlichem Öl, Kakaobutter und Sheabutter herstellen. Lotionen und Cremes können täglich verwendet werden, um die Haut mit Feuchtigkeit zu versorgen.

Die folgenden zwei Rezepte sind Basisrezepturen für Lotionen und Cremes, die für komplexere Mischungen angepasst werden können – oder man erkundigt sich bei einem zertifizierten Aromatherapeuten, der Erfahrung in der Herstellung von Badezusätzen und Körperpflegeprodukten hat.

Authentische Aromatherapie

Grundrezept für Lotionen

0,6 Unzen Kakaobutter
0,4 Unzen emulgierendes Wachs
0,8 Unzen pflanzliches Öl
2,75 Unzen destilliertes Wasser
ätherische Öle (siehe Tabelle mit den Mengenangaben in Kapitel 11)

Dieses Rezept ergibt ungefähr 5 Unzen Lotion.

Herstellung

- Wasser in einer kleinen Pfanne auf dem Ofen erhitzen.
- Kakaobutter in einen hitzebeständigen Behälter geben.
- Den Behälter mit der Kakaobutter in das Wasser legen.
- Sobald die Kakaobutter geschmolzen ist, das emulgierende Wachs dazugeben.
- Sobald das emulgierende Wachs geschmolzen ist, das pflanzliche Öl dazugeben.
- Das destillierte Wasser in einer eigenen Pfanne auf dem Ofen erwärmen.
- Die Pfanne mit dem flüssigen Gemisch aus Kakaobutter, Wachs und Öl vom Ofen nehmen.
- Die Mischung mit einem Handrührgerät auf niedriger bis mittlerer Geschwindigkeitsstufe mixen.
- Während des Rührens das warme destillierte Wasser in die Mischung gießen; insgesamt 5 bis 10 Minuten lang verrühren.

- Die passenden ätherischen Öle dazugeben.
- Nochmals 10 bis 20 Sekunden lang verrühren.
- Die Mischung mit einem Löffel in einen passenden Behälter geben.
- Den Behälter mit dem Inhalt und dem Herstellungsdatum beschriften.
- Zwecks längerer Haltbarkeit im Kühlschrank aufbewahren und innerhalb von zwei Monaten aufbrauchen.*

Grundrezept für Cremes

0,6 Unzen Kakaobutter
0,6 Unzen Sheabutter
0,1 Unzen Stearinsäure
0,35 Unzen emulgierendes Wachs
2,65 Unzen destilliertes Wasser
ätherische Öle (siehe Tabelle mit den Mengenangaben in Kapitel 11)

Dieses Rezept ergibt ungefähr 4 Unzen Creme.

Herstellung

- Wasser in einer kleinen Pfanne auf dem Ofen erhitzen.
- Kakaobutter in einen hitzebeständigen Behälter geben.
- Den Behälter mit der Kakaobutter in das Wasser legen.
- Sobald die Kakaobutter geschmolzen ist, die Sheabutter dazugeben.

- Sobald die Sheabutter geschmolzen ist, die Stearinsäure und das emulgierende Wachs dazugeben.
- Das destillierte Wasser in einer eigenen Pfanne auf dem Ofen erwärmen.
- Die zerlaufene Mischung vom Ofen nehmen.
- Die Mischung mit einem Handrührgerät auf niedriger bis mittlerer Geschwindigkeitsstufe mixen.
- Während des Rührens das warme destillierte Wasser in die Mischung gießen; insgesamt 5 bis 10 Minuten lang verrühren.
- Die passenden ätherischen Öle dazugeben.
- Nochmals 10 bis 20 Sekunden lang verrühren.
- Die Mischung mit einem Löffel in einen passenden Behälter geben.
- Den Behälter mit dem Inhalt und dem Herstellungsdatum beschriften.
- Zwecks längerer Haltbarkeit im Kühlschrank aufbewahren und innerhalb von zwei Monaten aufbrauchen.*

*Da diese Rezepte keinerlei Konservierungsmittel enthalten, kann die Haltbarkeit des Produktes unterschiedlich sein. Das hängt von der Lagerung ab und von Verunreinigungen, die möglicherweise in die Lotion gelangt sind (zum Beispiel durch ungewaschene Hände).

Körperbutter und Salben

Körperbutter und Salben sind reichhaltiger als Lotionen und Cremes und ihre feuchtigkeitsspendende Wirkung reicht tiefer in die Haut. Sie sind eine großartige wöchentliche oder monatliche Wohltat für die Haut. Körperbutter und Salben sind bei Raumtemperatur normalerweise fest, wenngleich das bei verschiedenen Sorten von Körperbutter etwas unterschiedlich sein kann. Als Körperbutter bezeichnete natürliche Fette wie Shea- oder Kakaobutter werden aus Pflanzen gewonnen, aber oft kombiniert, um spezielle Körperbuttermischungen für die Aromatherapie herzustellen. Salben werden durch die Kombination verschiedener Zutaten wie zum Beispiel Bienenwachs, pflanzlicher Öle und / oder Körperbutter hergestellt. Die Menge der einzelnen Zutaten und die Methode, wie sie miteinander vermengt werden, hat Auswirkungen auf die Konsistenz und das Endergebnis eines jeden Produktes, wodurch sich Körperbutter und Salben von Basislotionen und Basiscremes unterscheiden.

Peelings

Es stehen verschiedene Arten von Peelings für die Körperpflege zur Verfügung, unter anderem:

- Zuckerpeeling – ein Peeling, das Zucker als Basissubstanz benutzt. Der verwendete Zucker ist normalerweise braun oder weiß und wird mit pflanzlichem Öl und ätherischen Ölen kombiniert. Man kann auch noch andere Zutaten wie Honig und Körperbutter dazugeben. Wird als Körperpeeling verwendet.

- Salzpeeling – ein Peeling, das Epsom-Salz, Salz aus dem Toten Meer oder Meersalz als Basissubstanz verwendet. Es wird mit pflanzlichen Ölen und ätherischen Ölen kombiniert und als Körper- oder Fußpeeling verwendet.
- Kombination aus Zucker- und Salzpeeling
- Gesichtspeeling – die Gesichtshaut ist empfindlicher als der Rest des Körpers, so dass es sich empfiehlt, ein sanfteres Basispeeling für die ätherischen Öle zu nehmen, wie zum Beispiel eine Kombination aus gemahlenen Mandeln, Hafermehl und ätherischen Ölen. Dieses Peeling kann auch als Gesichtsmaske verwendet werden. Man braucht nur Wasser dazuzugeben, um die Zutaten für den Gebrauch zu vermischen.

Durchführung eines Peelings
- Eine kleine Menge des Peelings auf die nasse Haut geben.
- Sanft mit einer Kreisbewegung massieren und sich auf spröde Bereiche konzentrieren.
- Ungefähr zehn Minuten lang einwirken lassen und dann das Peeling abspülen.

Achtung: Man darf das Peeling nicht anwenden, wenn man einen Sonnenbrand, gereizte Haut oder Schnittverletzungen hat.

Badesalze

Man verwendet Epsom-Salz, Salz aus dem Toten Meer oder Meersalz als Basissubstanz, gibt ätherische Öle dazu, vermischt alles und gießt eine kleine Menge in die Badewanne. Badesalze sind ausgezeichnete Basissubstanzen, die es dem in warmes Wasser eingetauchten Körper ermöglichen, sich von der wohltuenden Wirkung eines Bades durchdringen zu lassen, und können auch verwendet werden, um Wehwehchen zu lindern.

Andere Badeprodukte

Man kann ätherische Öle auch zu speziell hergestellten Badeprodukten geben, wie zum Beispiel Badeflocken oder Badekugeln, die im warmen Badewasser schmelzen oder sich sprudelnd und zischend auflösen. Diese Art von Basisprodukten erfordert einige Kenntnis in der Herstellung kosmetischer Substanzen, aber man kann leicht lernen, wie es geht, indem man ein Buch zum Thema liest oder an einem Kurzlehrgang teilnimmt.

Parfüme

Ätherische Öle können zu Duftsprays, Duftölen und alkoholbasierten Parfümen hinzugefügt werden, entsprechend den eigenen Vorlieben. Duftsprays können verwendet werden, um das Gesicht und den Körper leicht zu besprühen, und manche Leute mögen diese Art von

Sprays als „i-Tüpfelchen" auf ihr Make-up. Alkoholbasierte Parfüme für den Privatgebrauch können mithilfe einer kombinierten Basisflüssigkeit aus Isopropylalkohol (45 Volumenprozent) oder einem Parfümeriealkohol und einer geringen Menge destillierten Wassers hergestellt werden. Das Parfüm kann jedoch mehrere Wochen benötigen, um sich zu „mischen".

Shampoo

Man nimmt ein duftfreies Shampoo zur Haarpflege (von Lieferanten von Kosmetikartikeln erhältlich) als Basissubstanz, gibt einige Tropfen ätherischer Öle dazu und wendet es wie üblich an.

Gel

Als Basissubstanz dient ein kühlendes Aloe-vera-Gel für gereizte Haut oder Verbrennungen. Aloe-vera-Gel kann auch als Basissubstanz für die Herstellung eines Haargels verwendet oder zu einem Haarspray dazugegeben werden.

15

Ätherische Öle für die Gesundheit

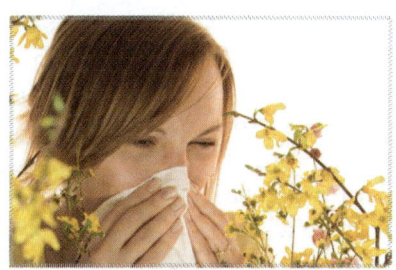

Mit ätherischen Ölen können verschiedene Gesundheitsprobleme angegangen werden. Es ist immer von Bedeutung, die Krankengeschichte eines Menschen zu kennen und zu wissen, welche Medikamente er gerade einnimmt, bevor man sich für ein ätherisches Öl entscheidet, das für ein spezielles Problem geeignet ist. Außerdem sollte man vor der Anwendung ätherischer Öle den Rat eines Arztes, Apothekers oder Heilpraktikers einholen, wenn am Gesundheitszustand eines Menschen etwas auffällig ist. Man beachte auch mögliche Gegenanzeigen für den Gebrauch, wie in Kapitel 11 besprochen.

Die Empfehlungen in diesem Buch sind nicht als Ersatz für eine ärztliche Beratung gedacht. Es gibt jedoch einige ätherische Öle, die bei einer Anzahl von Gesundheitsproblemen

helfen können, falls man sich die Zeit nimmt, sich zuerst über das ätherische Öl zu informieren. Auf die ätherischen Öle, die in diesem Kapitel vorgeschlagen werden, wird in Teil drei ausführlicher eingegangen.

Verabreichung

Es gibt verschiedene Arten, wie man ätherische Öle bei Gesundheitsproblemen verwenden kann. Am gebräuchlichsten ist es, dass die passenden ätherischen Öle zu einem pflanzlichen Basisöl oder einer pflanzlichen Basislotion gegeben und äußerlich angewendet werden. Jedoch wird es vom speziellen Problem eines Menschen und der Körperregion, wo sie verabreicht werden sollen, abhängen, für welche Methode man sich entscheidet. Außerdem könnte Inhalation mithilfe eines Zerstäubers, eines persönlichen Inhalationsfläschchens oder Dampfinhalation speziell bei Atemwegsbeschwerden besser geeignet sein.

Herz-Kreislauf-System

Das Herz-Kreislauf-System umfasst sowohl den Blutkreislauf als auch das Lymphsystem. Organe und körperliche Strukturen wie das Herz, die Arterien, die Venen, die Lymphe, die Milz und die Thymusdrüse gehören dazu. Erkrankungen des Herz-Kreislauf-Systems sind unter anderem Herzprobleme, hoher / niedriger Blutdruck, Ödeme und Drüsenfieber.

Als ätherische Öle für das kardiovaskuläre System eigenen sich zum Beispiel:

- Benzoe (*Styrax benzoin*)
- Schwarzer Pfeffer (*Piper nigrum*)
- Atlas-Zeder (*Cedrus atlantica*)
- Römische Kamille (*Chamaemelum nobile*)
- Rosengeranie (*Pelargonium graveolens*)
- Lavendel (*Lavandula angustifolia*)
- Neroliöl (*Citrus aurantium var. amara*)
- Rosmarin (*Rosmarinus officinalis*)

Verdauungssystem

Zu den Organen und Strukturen im Verdauungssystem gehören der Mund, der Magen, die Gedärme, die Leber und der Anus. Krankheiten des Verdauungssystems sind unter anderem Zahnfleischentzündung, Magenschleimhautentzündung, Geschwüre, Lebensmittelvergiftung, Magenverstimmungen, Blähungen, Verdauungsstörungen und Verstopfung.

Als ätherische Öle für das Verdauungssystem eignen sich zum Beispiel:

- Bergamotte (*Citrus bergamia*)
- Ceylon-Zimtbaum (*Cinnamomum zeylanicum*)
- Dill (*Anethum graveolens*)
- Fenchel (*Foeniculum vulgare*)
- Ingwer (*Zingiber officinale*)
- Grapefruit (*Citrus x paradisi*)
- Zitrone (*Citrus limon*)
- Orange (*Citrus sinensis*)

Endokrines System

Das endokrine System ist ein ausgedehntes Netzwerk sekretorischer Zellen, die das korrekte Funktionieren von Organen und Drüsen im Körper unterstützen, wie zum Beispiel den weiblichen Eierstock. Zu den Krankheiten und Funktionsstörungen des endokrinen Systems zählen Menstruationsschwierigkeiten, Probleme der Menopause, Störung der Gallenproduktion und Schilddrüsenprobleme.

Als ätherische Öle für das endokrine System eignen sich zum Beispiel:

- Muskatellersalbei (*Salvia sclarea*)
- Rosengeranie (*Pelargonium graveolens*)
- Römische Kamille (*Chamaemelum nobile*)
- Gewürznelkenbaum (*Syzygium aromaticum*)
- Mittelmeer-Zypresse (*Cupressus sempervirens*)
- Majoran (*Origanum majorana*)
- Damaszenerrose (*Rosa damascena*)
- Rosmarin (*Rosmarinus officinalis*)

Immunsystem und Lymphsystem

Das Immunsystem ist das Verteidigungssystem des Körpers gegen das Eindringen unerwünschter Bakterien und es wird in dieser Funktion von verschiedenen Organen des Lymphsystems unterstützt. Zu den Strukturen und Organen des Lymphsystems gehören die Lymphe, die Milz und die Thymusdrüse. B-Lymphozyten und T-Lymphozyten tragen zur Immunität des Körpers bei. Eine Krankheit des Lymphsystems ist das Drüsenfieber; eine Krankheit des Immunsystems ist rheumatoide Arthritis.

Als ätherische Öle für das Immunsystem und das Lymphsystem eignen sich zum Beispiel:

- Atlas-Zeder (*Cedrus atlantica*)
- Echte Limette (*Citrus aurantifolia* [sic! Der systematische Name lautet *Citrus x aurantiifolia*; Anm. d. Übers.])
- Australischer Teebaum (*Melaleuca alternifolia*)
- Myrrhe (*Commiphora myrrha*)

- Kiefer (*Pinus sylvestris*)
- Gemeine Schafgarbe (*Achillea millefolium*)

Muskulatur und Gelenke

Die Muskeln und Gelenke gewährleisten durch ihre Zusammenarbeit die Beweglichkeit des Körpers. Gelenke sind die Stelle, wo zwei oder mehr Knochen sich treffen. Muskelgewebe (Skelettmuskeln, glatte Muskulatur und Herzmuskel) erfüllt im Körper verschiedene Funktionen, um zum Beispiel den Gesichtsausdruck oder die Bewegung des Rückens zu ermöglichen. Zu den Krankheiten und Verletzungen der Muskulatur und der Gelenke gehören unter anderem Gelenk- und Muskelschmerzen, Verstauchungen, Hexenschuss und Rheuma.

Als ätherische Öle für die Muskulatur und die Gelenke eignen sich zum Beispiel:

- Römische Kamille (*Chamaemelum nobile*)
- Jasmin (*Jasminum officinale*)
- Gemeiner Wacholder (*Juniperus communis*)
- Lavendel (*Lavandula angustifolia*)
- Zitrone (*Citrus limon*)
- Schwarzer Pfeffer (*Piper nigrum*)

Nervensystem

Das Nervensystem ist das „Alarm"-System des Körpers, das auf Veränderungen sowohl außerhalb als auch innerhalb des Körpers reagiert.

Es arbeitet in Verbindung mit dem endokrinen System, um den Körper wieder in die Balance zurückzubringen. Zu den Strukturen und Organen im Nervensystem gehören Rezeptoren, das Gehirn, das Rückenmark und die Nerven, das sympathische Nervensystem und das parasympathische Nervensystem. Krankheiten des Nervensystems sind unter anderem Stress, Depression, Demenz, die Parkinson'sche Krankheit, Schlaflosigkeit, Migräne, Kopfschmerzen und Nervenschmerzen.

Als ätherische Öle für das Nervensystem eignen sich zum Beispiel:

- Weihrauch (*Boswellia carterii*)
- Melisse (*Melissa officinalis*)
- Neroliöl (*Citrus aurantium var. amara*)
- Patschuli (*Pogostemon cablin*)
- Pfefferminze (*Mentha piperita*)
- Petitgrain (*Citrus aurantium var. amara*)
- Vetiver (*Vetiveria zizanioides*)
- Ylang-Ylang (*Cananga odorata*)

Fortpflanzungssystem

Das Fortpflanzungssystem umfasst entweder die weiblichen oder die männlichen Körperteile, wie zum Beispiel die Eierstöcke, die Gebärmutter, die Scheide, den Hodensack und die Hoden. Zu den Krankheiten des Fortpflanzungssystems gehören unter anderem Candida albicans, Syphilis, andere Geschlechtskrankheiten, Endometritis und Unfruchtbarkeit.

Als ätherische Öle für das Fortpflanzungssystem eignen sich zum Beispiel:

- Rosengeranie (*Pelargonium graveolens*)
- Lavendel (*Lavandula angustifolia*)
- Damaszenerrose (*Rosa damascena*)
- Rosmarin (*Rosmarinus officinalis*)
- Australischer Teebaum (*Melaleuca alternifolia*)
- Myrrhe (*Commiphora myrrha*)

Atmungssystem

Das Atmungssystem versorgt den Körper mit Sauerstoff und scheidet das entstehende Abfallprodukt (Kohlenstoffdioxid) aus. Die chemischen Reaktionen, die durch die Anwesenheit von Sauerstoff im Körper erfolgen, helfen ihm (und seinen Organen), im Gleichgewicht zu bleiben. Verschiedene Organe und Strukturen tragen dazu bei, dass diese Reaktionen zustande kommen, einschließlich der Nase, der Luftröhre, der Lungen und der Bronchien. Zu den Krankheiten des Atmungssystems gehören unter anderem Erkältungen, Grippe, Nasennebenhöhlenentzündung, Bronchitis, Asthma, Emphysem und Lungenentzündung.

Als ätherische Öle für das Atmungssystem eignen sich zum Beispiel:

- Eukalyptus Smithii (*Eucalyptus smithii*)
- Italienische Strohblume (*Helichrysum angustifolium*)
- Lavendel (*Lavandula angustifolia*)

- Zitrone (*Citrus limon*)
- Myrte (*Myrtus communis*)
- Thymian (*Thymus vulgaris*)

Harnsystem

Das Harnsystem ist für die Ausscheidung von Abfallstoffen aus dem Körper verantwortlich. Organe und Strukturen des Harnsystems sind unter anderem die Nieren, die Blase, die Harnleiter und die Harnröhre. Zu den Krankheiten des Harnsystems gehören unter anderem Nierensteine, Blaseninfektionen, Blasenentzündung und Inkontinenz.

Als ätherische Öle für das Harnsystem eignen sich zum Beispiel:

- Gewürznelkenbaum (*Syzygium aromaticum*)
- Fenchel (*Foeniculum vulgare*)
- Rosengeranie (*Pelargonium graveolens*)
- Rosmarin (*Rosmarinus officinalis*)
- Sandelholzbaum (*Santalum album*)
- Australischer Teebaum (*Melaleuca alternifolia*)

Eine Anmerkung zum Rauchen

Falls man nach ein wenig natürlicher Hilfe sucht, um das Rauchen aufzugeben, kann man den Gebrauch des ätherischen Öles des Schwarzen Pfeffers (*Piper nigrum*) in Betracht ziehen. Obwohl es nicht viele klinische Studien gibt, die

belastbare Informationen darüber liefern, wie ätherische Öle beim Aufgeben des Rauchens behilflich sein können, ergab eine wissenschaftliche Untersuchung, die von Rose und Behm (1994) durchgeführt wurde, dass das ätherische Öl des Schwarzen Pfeffers dazu beitrug, das starke Verlangen der Raucher nach Zigaretten zu vermindern.

Den Teilnehmern der Studie wurden Verdampfer als Zigarettenersatz gegeben, die entweder Dampf von ätherischem Öl Schwarzen Pfeffers erzeugten, einen Tank mit Minze / Menthol enthielten oder einen Tank ohne Wirkstoff. Diejenigen Probanden, die ein Gerät zur kontrollierten Abgabe des ätherischen Öles von Schwarzem Pfeffer verwendeten, zeigten eine Verringerung des Verlangens nach Zigaretten und der Symptome von Angst und Negativität.

Wenn man sich vorgenommen hat, das Rauchen aufzugeben, kann man das ätherische Öl des Schwarzen Pfeffers ausprobieren, das man mithilfe eines Zerstäubers verteilt, wie in Kapitel 13 besprochen. Es könnte auch den Versuch wert sein, ätherische Öle, die bei Angstsymptomen helfen, einzusetzen, zum Beispiel Lavendel, Neroliöl oder Vetiver. Obwohl diese ätherischen Öle für sich genommen nicht helfen werden, das Rauchen aufzugeben, könnten sie helfen, einige der Nebenwirkungen des Zigarettenentzugs zu lindern. Man sollte sich von einer qualifizierten Person beraten lassen.

Ätherische Öle und Gesundheitsprobleme

Es ist wichtig, dass man die Aromatherapie eher als eine komplementäre denn als eine alternative Therapie betrachtet und in Absprache mit einem Arzt oder Heilpraktiker handelt, wenn man eine Entscheidung treffen muss, wie ein bestimmtes Gesundheitsproblem am besten angegangen werden soll. Die Gesamtheit der Lebensumstände eines jeden Menschen stellt sich anders dar. Es gibt für dasselbe Problem eine Vielzahl ätherischer Öle, die infrage kommen, und es hängt von einigen Faktoren ab, welche Wahl für eine Person die beste ist.

Ätherische Öle für Frauen

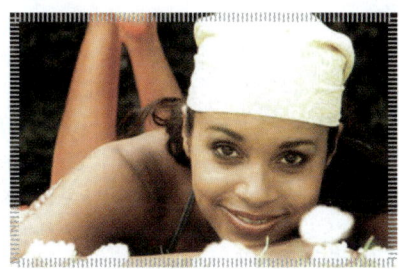

Frauen setzen sich in ihrem Leben mit vielen Situationen auseinander, die ihre Gesundheit betreffen und in denen ätherische Öle hilfreich sind. Zusätzlich zur Hautpflege, wie in Kapitel 14 behandelt, gibt es verschiedene Abschnitte im Leben einer Frau, wo ätherische Öle unterstützend wirken können.

Kapitel 16 ist eine kurze Einführung in die vielen Möglichkeiten, wie eine Frau von der Pubertät bis in die späteren Lebensjahre ätherische Öle anwenden kann. Die in diesem Kapitel vorgeschlagenen ätherischen Öle werden in Teil drei ausführlicher dargestellt.

Verabreichung

Es gibt verschiedene Arten, wie eine Frau während ihres Lebens ätherische Öle verwenden kann. Die gebräuchlichste Anwendungsform besteht darin, die geeigneten ätherischen Öle in ein pflanzliches Basisöl oder eine pflanzliche Basislotion zu geben und äußerlich anzuwenden. Jedoch wird es von dem speziellen Problem und der Körperregion, wo das ätherische Öl verabreicht werden soll, abhängen, für welche Methode man sich entscheidet. Außerdem könnte Inhalation mithilfe eines Zerstäubers, eines persönlichen Inhalationsfläschchens oder Dampfinhalation speziell bei Problemen, die mit Angst und Stress zusammenhängen, besser geeignet sein.

Ätherische Öle und Frauen

Für Frauen stehen so manche ätherischen Öle zur Auswahl, um sie in den verschiedenen Lebensabschnitten zu unterstützen. Führt man seine Tochter, Nichte oder Enkelin in ihrer Jugendzeit in den Gebrauch ätherischer Öle ein, ist es wahrscheinlich, dass sie für den Rest ihres Lebens weiterhin Nutzen daraus ziehen wird.

Jugendzeit

Weibliche Jugendliche treffen in der Übergangszeit, wo sie sich vom Mädchen zur jungen Frau entwickeln, auf viele Probleme; und einige dieser Probleme können sich auf die körperliche Gesundheit auswirken. Außerdem kann die psychische Verfassung einer Jugentlichen eine emotionale Achterbahn sein, die Verwirrung, Depression und Wut verursacht. Möglicherweise helfen ätherische Öle, mit manchen dieser Schwierigkeiten besser klar zu kommen oder sie abzustellen.

Einige der Schwierigkeiten, denen sich weibliche Jugendliche gegenübersehen, und Vorschläge für ätherische Öle bei solchen Problemen, sind:

- das Einsetzen der Menstruation – Weihrauch (*Boswellia carteriii*), Atlas-Zeder (*Cedrus atlantica*), Mittelmeer-Zypresse (*Cupressus sempervirens*), Römische Kamille (*Chamaemelum nobile*)
- Akne – Petitgrain (*Citrus aurantium var. amara*), Rosengeranie (*Pelargonium graveolens*)
- die körperlichen Veränderungen (und der Mangel an Zuversicht oder die Verwirrung, die damit oft verbunden sind) – Zitrone (*Citrus limon*), Damaszenerrose (*Rosa damascena*), Ylang-Ylang (*Cananga odorata*)
- Hormon- / Stimmungsschwankungen – Lavendel (*Lavandula angustifolia*), Muskatellersalbei (*Salvia sclarea*), Bergamotte (*Citrus bergamia*)
- Prüfungs- / Lernstress – Kombination aus Rosmarin (*Rosmarinus officinalis*) und Lavendel (*Lavandula angustifolia*)

Schwangerschaft

Es ist sehr wichtig, dass man so viel wie möglich über ätherische Öle weiß, bevor man sie in der Schwangerschaft anwendet. Wo es möglich ist, lasse man sich sowohl von einem Arzt, Apotheker oder Heilpraktiker, als auch von einem zertifizierten Aromatherapeuten beraten. Wenngleich der Gebrauch vieler ätherischer Öle in der Schwangerschaft problemlos möglich ist, gibt es einige, die niemals verwendet werden sollten (wie in Kapitel 11 dargestellt).

Es ist normalerweise ratsam, im ersten Drittel der Schwangerschaft alle ätherischen Öle zu vermeiden, vor allem wenn ein hohes Risiko einer Fehlgeburt besteht. Wenngleich es keine kli-

Authentische Aromatherapie

nischen Belege für die Annahme gibt, dass geringe Mengen ätherischer Öle eine Fehlgeburt verursachen, werden einige (zum Beispiel Ysop, Polei-Minze) als abtreibend eingestuft wegen ihrer menstruationsfördernden oder abortiven Eigenschaften, die eventuell eine Monatsblutung beziehungsweise vorzeitige Geburtswehen auslösen könnten. Man sollte im Zweifelsfall lieber vorsichtig sein, wenn man sich nicht sicher ist, wie der eigene Körper auf ätherische Öle reagiert.

Ätherische Öle, die einen hohen Gehalt an Alkoholen haben, entfalten normalerweise eine sanftere Wirkung. Ätherische Öle, die überwiegend aus Ketonen und / oder Phenolen bestehen, sind üblicherweise giftiger und sollten in der Schwangerschaft vermieden werden; zum Beispiel Gewürznelkenbaum (*Syzygium aromaticum*), Fenchel (*Foeniculum vulgare*) und Thymian (*Thymus vulgaris*).

Einige der Schwierigkeiten, die in der Schwangerschaft auftreten, und Vorschläge für ätherische Öle bei solchen Problemen sind:

- morgendliche Übelkeit – Petitgrain (*Citrus aurantium var. amara*), Grapefruit (*Citrus x paradisi*), Ingwer (*Zingiber officinale*)
- Rückenschmerzen – Lavendel (*Lavandula angustifolia*), Römische Kamille (*Chamaemelum nobile*)
- Verstopfung und Hämorrhoiden – Mittelmeer-Zypresse (*Cupressus sempervirens*),

Weihrauch (*Boswellia carteriii*), Ingwer (*Zingiber officinale*)
- Erschöpfung – Bergamotte (*Citrus bergamia*), Orange (*Citrus sinensis*)
- Schwangerschaftsstreifen – Lavendel (*Lavandula angustifolia*), Damaszenerrose (*Rosa damascena*)

Wechseljahresbeschwerden

Das Wort „Menopause" leitet sich von den griechischen Wörtern *men* für Monat und *pausis* für Ende. Die Wechseljahre stellen das Ende eines Zyklus und den Beginn eines anderen im Leben einer Frau dar. Das kann mehrere Jahre dauern und in einigen Fällen geht oft die Perimenopause voraus.

Die Menopause ist eine Zeit, in der hormonelle und körperliche Veränderungen im Körper einer Frau stattfinden und die einige Probleme mit sich bringen kann. Dazu zählen Hitzewallungen, Depression, Müdigkeit, Gereiztheit und Veränderungen der Haut und des Haares. Falls man von einem Arzt verschriebene Medikamente gegen Wechseljahresbeschwerden einnimmt oder eine Hormonersatztherapie (HET) macht, sollte man sich von einem (Frauen-)Arzt und einem zertifizierten Aromatherapeuten beraten lassen, bevor man ätherische Öle verwendet für den Fall, dass Wechselwirkungen möglich sind.

Einige Schwierigkeiten, die in den Wechseljahren auftreten, und Vorschläge für ätherische Öle sind:

- Depression und Angst – Weihrauch (*Boswellia carterii*), Majoran (*Origanum majorana*)
- Schlaflosigkeit – Lavendel (*Lavandula angustifolia*), Römische Kamille (*Chamaemelum nobile*), Muskatellersalbei (*Salvia sclarea*), Gemeiner Wacholder (*Juniperus communis*)
- Hitzewallungen und Schwitzen – Mittelmeer-Zypresse (*Cupressus sempervirens*), Pfefferminze (*Mentha piperita*), Muskatellersalbei (*Salvia sclarea*)
- fehlendes Interesse an Sex – Damaszenerrose (*Rosa damascena*), Ylang-Ylang (*Cananga odorata*), Rosmarin (*Rosmarinus officinalis*)

Die späteren Lebensjahre

Die heutigen „Babyboomer" sind aktiver als die vorausgegangene Generation. Die Lebenserwartung ist auch gestiegen. Jedoch sieht sich die heutige, älter werdende Bevölkerung trotzdem einer Anzahl Schwierigkeiten gegenüber, die spät im Leben auftreten, wie zum Beispiel Arthritis, Rheuma, Durchblutungsstörungen und Inkontinenz. Die Lebensqualität der Betroffenen kann oft durch den Gebrauch ätherischer Öle verbessert werden.

Nimmt man ärztlich verordnete Medikamente ein, sollte man sich mit seinem behandelnden Arzt und einem zertifizierten Aromatherapeuten besprechen, bevor man ätherische Öle verwendet für den Fall, dass Wechselwirkungen auftreten können.

Einige Schwierigkeiten, die im späteren Lebensabschnitt eines Menschen auftreten, und Vorschläge für ätherische Öle sind:

- Arthritis, Rheuma und Wehwehchen – Rosmarin (*Rosmarinus officinalis*), Römische Kamille (*Chamaemelum nobile*), Lavendel (*Lavandula angustifolia*), Majoran (*Origanum majorana*)
- Verstopfung – Ingwer (*Zingiber officinale*)
- Durchfall – Pfefferminze (*Mentha piperita*), Zitrone (*Citrus limon*)
- Inkontinenz – Mittelmeer-Zypresse (*Cupressus sempervirens*)
- Durchblutungsstörungen – Muskatellersalbei (*Salvia sclarea*), Zitrone (*Citrus limon*)
- Demenz* und Vergesslichkeit – Rosmarin (*Rosmarinus officinalis*), Pfefferminze (*Mentha piperita*)

*Man beachte, dass man mit ätherischen Ölen Krankheiten wie Demenz nicht heilen kann. Sie können aber hilfreich sein, mit einigen der Auswirkungen besser zurechtzukommen.

17

Ätherische Öle für Babys und Kinder

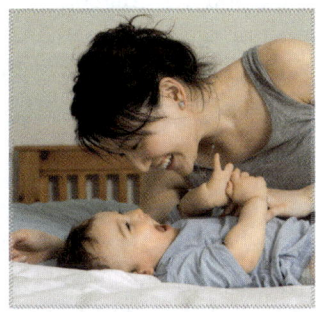

Babys und junge Kinder stehen neuen Ideen normalerweise aufgeschlossen gegenüber und wenn man sie in einem so jungen Lebensalter mit ätherischen Ölen in Berührung bringt, wird sich ihnen eine neue Welt auftun. Jedoch ist es wichtig, sich im Klaren darüber zu sein, dass nicht nur vom Gebrauch mancher ätherischen Öle in dieser Altersgruppe abgeraten wird, sondern dass weniger immer mehr ist, wenn es um die Menge geht. Folgt man diesen Richtlinien zusammen mit dem fachmännischen Rat eines zertifizierten Aromatherapeuten, der auf diesem Gebiet ausgebildet ist, sollte es möglich sein, ätherische Öle sicher und glücklich bei Babys und Kindern anzuwenden.

Verabreichung

Es gibt verschiedene Möglichkeiten, wie man Babys ätherische Öle verabreichen kann. Ist das Kind jünger als zwei Jahre, ist eine weiße Basislotion ohne Duftstoffe einem Trägeröl vorzuziehen, da sie von der jungen Haut des Babys leichter aufgenommen wird. Außerdem kann sich ein öliges Baby leichter frei winden! Man trage ein ätherisches Öl niemals unverdünnt auf die Haut eines Babys auf.

Wie viel ätherisches Öl man einer Basislotion zusetzen muss, hängt teilweise vom Öl selbst ab. Jedoch ist es normalerweise sicher für ein Baby, wenn man bis zu zwei Tropfen ätherisches Öl in eine Unze [28,35 Gramm; Anm. d. Übers.]

Basislotion gibt. Man frage einen zertifizierten Aromatherapeuten nach detaillierteren Informationen zu einem speziellen Problem, einschließlich Gegenanzeigen für den Gebrauch.

Zusätzlich zur Verwendung von Lotionen für die Massage kann man einen oder zwei Tropfen ätherisches Öl in Wasser auflösen und um die Schlafstätte des Babys versprühen, bevor man zu Bett geht. Eine gute Idee ist es auch, Lavendelsäckchen in einen Kopfkissenbezug zu stecken oder sie neben das Kinderbett zu legen. Wenn gebadet wird, kann man auch einen Tropfen ätherisches Öl zu einer Badelotion ohne Duftstoffe geben oder einem als Basis dienenden, hautpflegenden, sprudelnden Badezusatz zusetzen. Hat das Kind Schlafprobleme oder mit Erkältungen zu tun, bietet es sich an, einen Zerstäuber im Kinderzimmer einzusetzen.

Zu guter Letzt: Man verabreiche Babys und Kleinkindern ätherische Öle niemals innerlich und halte sie von ihren Augen fern. Als Alternative zu ätherischen Ölen kann man Hydrolate nehmen, die von sanfterer Art sind.

Babys, Duft und Massage

Babys erkennen die Welt um sich herum am Geruch. Wissenschaftliche Untersuchungen haben gezeigt, dass ein Baby die Gerüche, die es im Mutterleib über das Fruchtwasser „inhaliert", auch nach der Geburt bevorzugt (Davis und Porter, 1991). Wenn die Mutter während der Schwangerschaft ätherische Öle verwendet, sollte das Kind nach seiner Ankunft in der Welt diese Gerüche bald wiedererkennen und akzeptieren.

Babymassage war eine traditionelle Fertigkeit, die von der Großmutter an die Mutter weitergegeben wurde; eine Fertigkeit, die in unserer heutigen modernen Welt mehr oder weniger in Vergessenheit geraten ist. Manche frischgebackenen Mütter werden von fortschrittlich eingestellten Ärzten, Hebammen und Kinderkrankenschwestern dazu ermutigt, diese Fertigkeit wiederzuentdecken, aber Massage wird nach wie vor mehr als Luxus denn als Notwendigkeit für die Gesundheit angesehen. Sie hilft, die starke Bindung zwischen Mutter und Kind weiter zu vertiefen. Man füge der Gleichung noch ätherisches Öl hinzu und es wird ein Erlebnis, von dem beide profitieren, indem es außer dem Nutzen für die Hautpflege des Babys auch einen guten Nachtschlaf unterstützt.

Es gibt verschiedene andere Möglichkeiten, wie Duft Babys nützen kann, zum Beispiel der Gebrauch von duftenden Säckchen und Sprays. Man kann Aromatherapie für Babys bei Problemen wie Zahnen, Weinen, Erkältungen, übermäßiger Anhänglichkeit, Ekzemen und Ängstlichkeit anwenden.

Sichere ätherische Öle für das Baby

Wenngleich man sowohl über das Problem als auch über ätherische Öle Bescheid wissen muss, um ein passendes Öl für das Baby auswählen zu können, gelten die folgenden ganz allgemein als sanft genug, um sie verwenden zu können:

- Bergamotte (*Citrus bergamia*)
- Römische Kamille (*Chamaemelum nobile*)
- Eukalyptus Smithii (*Eucalyptus smithii*)
- Weihrauch (*Boswellia carteri*)
- Rosengeranie (*Pelargonium graveolens*)
- Ingwer (*Zingiber officinale*)
- Grapefruit (*Citrus x paradisi*)
- Lavendel (*Lavandula angustifolia*)
- Zitrone (*Citrus limon*)
- Mandarine (*Citrus reticulata*)
- Orange (*Citrus sinensis*)
- Australischer Teebaum (*Melaleuca alternifolia*)

Ätherische Öle, die man vermeiden sollte

Die folgenden ätherischen Öle sollten aus unterschiedlichen Gründen bei Babys nicht verwendet werden. Dies ist nur als eine allgemeine Richtlinie gedacht und man sollte für weitere Informationen einen zertifizierten Aromatherapeuten fragen:

- Pfefferminze (*Mentha piperita*) und Acker-Minze (*Mentha arvensis*) – enthalten viel Menthon, zu viel für das Atmungssystem eines Babys bis zum Alter von einschließlich drei Jahren, um damit fertigzuwerden.
- Ysop (*Hyssopus officinalis*) – sollte wegen der chemischen Zusammensetzung nur unter fachmännischer Anleitung benutzt werden.
- Basilikum (*Ocimum basilicum*) – man sollte nicht den Chemotyp mit hohem Phenolgehalt benutzen, sondern den mit hohem Linaloolgehalt.
- Gemeiner Wacholder (*Juniperus communis*) – sollte nur unter fachmännischer Anleitung bei Kindern und niemals bei Babys angewendet werden.

Ätherische Öle für spezielle Probleme

Jedes Baby und Kind ist anders, und wenn man sich wegen eines bestimmten Problems Sorgen macht, ist es ratsam, bei einem zertifizierten Aromatherapeuten mit spezieller Ausbildung Rat zu suchen. Jedoch sind die folgenden ätherischen Öle für die unten skizzierten Probleme empfehlenswert:

- Hautpflege für das Baby – Damaszenerrose (*Rosa damascena*)
- Windpocken – Römische Kamille (*Chamaemelum nobile*), Lavendel (*Lavandula angustifolia*), Pfefferminze (*Mentha piperita*)*
- Brustkorbinfektion – Majoran (*Origanum majorana*)

- Auftrieb für das Selbstvertrauen des Klein-kindes, das zu anhänglich ist und klammert – Zitrone (*Citrus limon*)
- Verdauungsbeschwerden – Orange (*Citrus sinensis*)
- Hautausschlag – Rosengeranie (*Pelargonium graveolens*), Lavendel (*Lavandula angustifolia*), Bergamotte (*Citrus bergamia*)
- Schwierigkeiten beim Zahnen – Römische Kamille (*Chamaemelum nobile*)

*Nur bei Kindern über drei Jahren unter der An-leitung eines zertifizierten Aromatherapeuten anwenden.

18

Ätherische Öle für die Wohnung

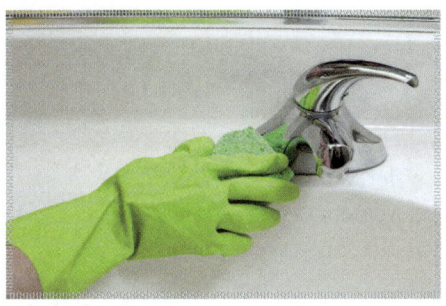

Ätherische Öle können verwendet werden, um sowohl das eigene Heim als auch sich selbst zu Hause zu schützen. Viele ätherische Öle wirken keimtötend und können fertige Reinigungsmittel ersetzen. Außerdem ist es gut, eine einsatzbereite Erste-Hilfe-Ausrüstung an ätherischen Ölen zu haben, wenn ein Notfall wie zum Beispiel ein Sonnenbrand oder Bienenstich eintritt.

Lavendel (*Lavandula angustifolia*) ist aus mehreren Gründen wahrscheinlich eines der wertvollsten ätherischen Öle für den Hausgebrauch. Es ist vielseitig einsetzbar, sanft in der Anwendung bei Babys und Kleinkindern und es ist eines von wenigen ätherischen Ölen, die unverdünnt verwendet werden können (wenn man

von einer entsprechend qualifizierten Person dazu angewiesen wird).

Bakterizide ätherische Öle

Die meisten ätherischen Öle wirken keimtötend, obgleich die verschiedenen Öle bei verschiedenen Bakterienarten unterschiedlich gut wirken. Viele haben auch antiseptische, viren- und pilzhemmende Eigenschaften, die alle dazu beitragen, die Ausbreitung von Bakterien und Schmutz in der Wohnung zu bekämpfen. Außerdem können ätherische Öle, die sich ihrem Mindesthaltbarkeitsdatum – bezüglich der Hautpflege – nähern, als Reinigungsmittel verwendet werden. Die ätherischen Öle, die in diesem Kapitel besprochen werden, gelten alle als antibakteriell und haben weitere wichtige Eigenschaften, die an geeigneter Stelle genannt werden.

Lufterfrischer

Man kann viel für eine gute Luftqualität in der Wohnung tun, indem man einen Zerstäuber verwendet oder ein einfaches Spray herstellt. Bestimmte ätherische Öle werden in der Wohnung den Eindruck eines frischen und reinen Geruches hinterlassen und dazu noch die Luft von unerwünschten Bakterien reinigen.

Kräuter wie Rosmarin (*Rosmarinus officinalis*), Gewürznelkenbaum (*Syzygium aromaticum*) und Thymus (*Thymus vulgaris*) wurden in mittelalterlicher Zeit verwendet, um Menschen gegen den Schwarzen Tod zu schützen. Insbesondere Ärzte trugen Masken (wie ein Schnabel geformt), die Kräuter enthielten, von denen sie glaubten, dass diese sie davor schützen würden, dass sie sich die Krankheit von ihren Patienten zuziehen. Außerdem war es einst eine gängige Praxis, die Luft in Krankenhäusern und Krankenzimmern durch das Abbrennen passender Kräuter zu reinigen, um die Ausbreitung von Infektionen zu verhindern.

Zu den geeigneten ätherischen Ölen, um die Luft in der Wohnung zu reinigen, gehören:

- Eukalyptus (*Eucalyptus smithii*) – antiseptisch, virenhemmend
- Fenchel (*Foeniculum vulgare*) – antiseptisch, mikrobenhemmend
- Rosmarin (*Rosmarinus officinalis*) – antiseptisch, mikrobenhemmend, pilzhemmend

Man gibt ungefähr 15 Tropfen ätherisches Öl in 1 Unze [28,35 Gramm; Anm. d. Übers.] Wasser, um das ätherische Öl in einem Spray zu benutzen. Verwendet man einen Zerstäuber, findet man die benötigte Menge ätherischen Öles im Benutzerhandbuch.

Die Wohnung reinigen

Man kann ätherische Öle benutzen, um alle Bereiche der Wohnung zu reinigen. Auch die folgenden Öle eignen sich:

- Lavendel (*Lavandula angustifolia*) – mikrobenhemmend, antiseptisch
- Zitrone (*Citrus limon*) – antiseptisch, mikrobenhemmend
- Echte Limette (*Citrus x aurantiifolia*) – antiseptisch, virenhemmend, antibakteriell
- Kiefer (*Pinus sylvestris*) – mikrobenhemmend, antiseptisch, virenhemmend
- Thymian (*Thymus vulgaris*) – mikrobenhemmend, antiseptisch, pilzhemmend

Obwohl alle diese ätherischen Öle verwendet werden können, um sowohl den Arbeitsbereich

Authentische Aromatherapie

der Küche und das Bad als auch die Schlaf- und Wohnbereiche zu reinigen, wird man im Schlafzimmer vielleicht ein ätherisches Öl wie Lavendel und in der Küche Kiefer vorziehen.

Auch Hackbretter kann man mit diesen ätherischen Ölen abwaschen: 1 oder 2 Tropfen ätherisches Öl auf das Geschirrtuch oder den Schwamm geben und das Brett damit abwaschen. Um mit ätherischen Ölen Arbeitsplatten abzuwaschen, gibt man die ausgewählte Mischung ätherischer Öle in einen Eimer oder eine Schüssel mit warmem Wasser, je nach Größe der Arbeitsfläche, die man zu reinigen gedenkt. Generell kann man bis zu 15 Tropfen ätherisches Öl in einen durchschnittlich großen Eimer geben.

Fußbodenpflege

Will man den Teppich auf natürliche Weise frisch machen, gibt man einen Tropfen ätherisches Öl in einen Esslöffel Natron und besprengt damit den Teppich, bevor man staubsaugt. Ätherische Öle in der Nähe zu haben ist auch nützlich, wenn man ein Haustier hat, das zu unerwünschten „Unfällen" im Haus neigt. Man wäscht den betroffenen Bereich auf die gleiche Weise ab, wie es für die Küche und das Bad empfohlen wurde. Falls man jedoch einen Teppich oder Fußbodenbelag hat, der eine spezielle Pflege erfordert, sollte man sich bei einem Fachmann erkundigen.

Ein Tipp für die Schmutzwäsche

Man gibt ein paar Tropfen ätherisches Öl des Australischen Teebaumes (*Melaleuca alternifolia*) oder ätherisches Eukalyptusöl (*Eucalyptus smithii*) auf die Bettwäsche in der Waschmaschine, bevor man sie einschaltet. Die Bettwäsche wird nicht nur einen frischen und reinen Geruch haben, sondern die antibakteriellen Eigenschaften des ätherischen Öles werden auch zum Schutz vor Bakterien beitragen.

Erste-Hilfe-Ausrüstung für zu Hause

Eine Erste-Hilfe-Ausrüstung einsatzbereiter ätherischer Öle ist ein ausgezeichnetes „Handwerkszeug" für den Hausgebrauch, wenn es einen kleineren Unfall gegeben hat. In einer Erste-Hilfe-Basisausrüstung ätherischer Öle sind enthalten:

- Gewürznelkenbaum (*Syzygium aromaticum*) – bei Schnittverletzungen, Verbrennungen, Zahnschmerzen, Erkältungen, Grippe, als Insektenschutzmittel
- Rosengeranie (*Pelargonium graveolens*) – bei Verbrennungen, Blutergüssen, Stress
- Ingwer (*Zingiber officinale*) – bei Durchfall, Magenverstimmung, Übelkeit, Erschöpfung, Schmerzen
- Lavendel (*Lavandula angustifolia*) – bei Schnittverletzungen, Verbrennungen, Insektenbissen und -stichen, Sonnenbrand

- Zitrone (*Citrus limon*) oder Echte Limette (*Citrus x aurantiifolia*) – bei Frostbeulen, Hühneraugen, Dyspepsie, Erkältungen, Grippe, Fieber
- Pfefferminze (*Mentha piperita*) – bei Zahnschmerzen, Muskelschmerzen, Blähungen, Übelkeit, Migräne, Stress, Erschöpfung
- Römische Kamille (*Chamaemelum nobile*) – bei Schnittwunden, Ohrenschmerzen, Insektenbissen, Zahnungsschmerzen (Babys), Zahnschmerzen, Entzündung, Schlaflosigkeit, Kopfschmerzen
- Australischer Teebaum (*Melaleuca alternifolia*) – bei Verbrennungen, Herpes, Wunden, Windpocken, Erkältungen, Grippe

Zusätzliche Basisprodukte, die man in der Erste-Hilfe-Ausrüstung haben sollte, sind:
- destilliertes Wasser
- weiße Basislotion ohne Duftstoffe
- pflanzliches Basisöl
- Hydrolat
- Aloe-vera-Gel
- leere und saubere Flaschen und Gläser, um nach Bedarf eine geeignete Mischung herzustellen

Die Erste-Hilfe-Ausrüstung sollte man an einem sicheren, kühlen und dunklen Ort aufbewahren, damit sie verfügbar ist, wenn man sie braucht. Den Inhalt sollte man hin und wieder überprüfen, um sicherzustellen, dass nichts das Verfallsdatum überschritten hat oder ersetzt werden muss.

Ätherische Öle für Schock, Unfälle und Todesfälle

Manchmal gibt es einen plötzlichen Schock, Unfall oder Todesfall im Leben, der einem Menschen den Boden unter den Füßen wegzieht. Hört man eine solche Nachricht, ist es gut, eines der folgenden ätherischen Öle als Ergänzung zur Erste-Hilfe-Ausrüstung an ätherischen Ölen zur Verfügung zu haben, da sie für ihre beruhigenden Eigenschaften bekannt sind und in aufreibenden Situationen zu helfen vermögen:
- Neroli (*Citrus aurantium var. amara*)
- Pfefferminze (*Mentha piperita*)
- Vetiver (*Vetiveria zizanioides*)

Man nehme das ausgewählte ätherische Öl mittels einer der Inhalationsmethoden, die in Kapitel 13 besprochen wurden.

Authentische Aromatherapie

19

Ätherische Öle für die Reise

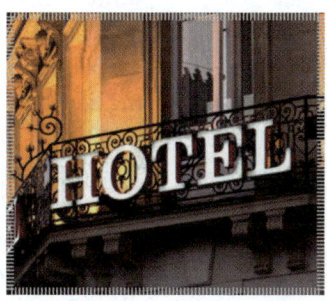

Urlaubszeit bedeutet oft, dass man von zu Hause weg an fremde Orte reist. Obwohl es ein Vergnügen ist, kann das Reisen einige unerwartete Probleme mit sich bringen, unter anderem Reisekrankheit, Sonnenbrand, Magenverstimmung und Insektenstiche. Kleinere Probleme kann man mit einer durchdachten Auswahl von ätherischen Ölen angehen, die man vor der Abreise zusammengestellt hat. In ernsteren Fällen sollte man ärztlichen Rat suchen.

Reisekrankheit

Die Reisekrankheit kann auftreten, ob man nun mit dem Zug, Flugzeug, Schiff oder Auto reist; und auch in jedem Alter. Zwei ätherische Öle, die man im Reisenecessaire haben sollte, sind Pfefferminze (*Mentha piperita*) und Ingwer (*Zingiber officinale*). Beide haben therapeutische Eigenschaften, die helfen, das Gefühl von Übelkeit und Krankheit zu vermindern.

Eine der wirkungsvollsten Methoden, ätherische Öle bei Reisekrankheit anzuwenden, ist Inhalation. Man gebe einen Tropfen ätherisches Öl auf ein Papiertuch und inhaliere, oder man nehme ein persönliches Inhalationsfläschchen. Reist man mit dem Auto, kann man alternativ einen elektrischen Bedufter für das Auto verwenden. Man kann auch vor Beginn der Reise das ätherische Öl mit einem Trägeröl oder einer Basislotion mischen und nach Bedarf auf dem Bauch und Oberbauch einmassieren.

Zeitzonenkater

Je nachdem, wie weit man reist und wie viele Zeitzonen man während des Fluges durchquert, könnte der Körper ein paar Tage brauchen, um in seinen natürlichen Rhythmus zurückzufinden, sowohl nach der Ankunft am Reiseziel als auch beim Rückflug. Nach Osten zu fliegen gilt für die Anpassung als problematischer als ein Flug westwärts. Der zirkadiane Rhythmus gerät auf Langstreckenflügen aus dem Gleichgewicht und als Folge davon sind die Verdauungs- und Schlafmuster nicht mehr aufeinander abgestimmt. So ähnlich verhält es sich bei Nachtschichtarbeitern.

Man nehme nach der Ankunft ätherisches Grapefruitöl (*Citrus x paradisi*), um konzentriert und wach zu sein, während der Körper sich auf die andere Zeitzone umstellt. Man kann auch ätherisches Grapefruitöl mit ätherischem Lavendelöl (*Lavandula angustifolia*) in einem Badesalz kombinieren, um ein Entspannungsbad zu nehmen. Ein anderes ätherisches Öl, das eine Wohltat darstellt, ist das Rosengeranienöl (*Pelargonium graveolens*).

Kleinere Magenverstimmungen

Zu geringfügigen Magenverstimmungen kommt es auf Reisen oft wegen der veränderten Kost oder des anderen Wassers. Das ätherische Öl sowohl der Pfefferminze als auch des Ingwers kann die Symptome von Magenverstimmungen, wenn sie nicht zu schlimm sind, lindern helfen. Außerdem verwende man ätherisches Zitronenöl (*Citrus limon*), wenn Symptome einer Übersäuerung des Körpers Probleme bereiten. Man sollte eine Trägerlotion oder ein Trägeröl mit den passenden ätherischen Ölen vor der Reise vorbereiten; auf dem Unterleib nach Bedarf einmassieren.

Sonnenbrand

Sonnenbrand verursacht Schmerzen, Rötung und Entzündung. Es ist vernünftig, sich gegen die intensive Hitze und Sonnenstrahlung zu schützen, aber wenn man dennoch eine unangenehme Überraschung erlebt, kann man ätherisches Öl des Lavendels, der Römischen Kamille, der Pfefferminze oder der Rosengeranie probieren. Die geeigneten Öle werden in einer weißen Basislotion gemischt, die schmerzlindernder als ein Trägeröl wirkt; vorsichtig auf die betroffenen Bereiche auftragen.

Insektenstiche

Insektenstiche, zum Beispiel von Moskitos, können gefährliche und schmerzhafte Folgen haben, wenn sie unbehandelt bleiben. Man kann ätherisches Zitronellaöl (*Cymbopogon nardus*) oder ätherisches Zitronengrasöl (*Cymbopogon citratus*) in ein als Basis dienendes Trägeröl

Authentische Aromatherapie

oder Spray mischen und auf die Haut auftragen, bevor man ins Freie geht. Mit dem ätherischen Öl des Lavendels, des Australischen Teebaums, von Eukalyptus oder der Rosengeranie lassen sich durch einen Insektenstich verursachtes Jucken und Schmerzen lindern. Man gebe eines oder mehrere dieser ätherischen Öle in eine weiße Basislotion und trage sie auf die betroffene Stelle auf.

Reisen mit ätherischen Ölen in Flugzeugen

Die Bestimmungen und Einschränkungen für Reisen und Flüge sind von Land zu Land unterschiedlich, aber innerhalb der Vereinigten Staaten gilt die 3-1-1-Regel für mitgeführte Gegenstände. Einfach ausgedrückt, man darf eine begrenzte Menge Flüssigkeit an Bord eines Flugzeuges mitnehmen. Das bedeutet, dass man seine ätherischen Öle und Mischungen als kontrolliertes Gepäck einchecken lassen muss, oder man stellt sicher, dass man sich im Rahmen der 3-1-1-Regel bewegt. Die aktuellen Bestimmungen legen fest, dass man Flüssigkeiten an Bord eines Flugzeuges mitnehmen darf, vorausgesetzt, dass sie in einem maximal 3,4 Unzen [100 Milliliter; Anm. d. Übers.] fassenden Fläschchen abgefüllt sind und dass alle Fläschchen in einen einzigen sogenannten One-Quart-Bag [verschließbarer Klarsichtbeutel, der 0,95 Liter fasst;

Anm. d. Übers.] passen (pro Person). Die Tasche muss für eine gesonderte Durchleuchtung durch das Sicherheitspersonal zur Verfügung stehen.

Eine Reiseausrüstung ätherischer Öle zusammenstellen

Man kann, bevor man sich auf die Reise begibt, eine Auswahl an ätherischen Ölen zusammenstellen, die aus einzelnen ätherischen Ölen und Mischungen besteht, abhängig davon, wohin man wie lange verreist und welche speziellen Probleme man hat. Die vorab vorbereitete Ausrüstung mag variieren, aber ich finde, dass die folgende Zusammenstellung ätherischer Öle und Mischungen gut funktioniert. Außerdem erfüllt diese Größe der Ausstattung die derzeitigen Anforderungen der 3-1-1-Regel für mitgeführte Gegenstände:

- Reisekrankheit – persönliches Inhalationsfläschchen mit ätherischem Pfefferminz- oder Ingweröl
- Zeitzonenkater – Mischung aus 1 Unze weißer Lotion mit ätherischem Grapefruit- und Rosengeranienöl
- kleinere Magenverstimmungen – Mischung aus 1 Unze weißer Lotion mit ätherischem Pfefferminz-, Ingwer- oder Zitronenöl
- Sonnenbrand und Insektenstiche – Mischung aus 1 Unze weißer Lotion mit ätherischem Lavendelöl

- Insektenspray – 1 Unze Spray mit ätherischem Zironellaöl
- allgemein – 0,5 Unzen-Fläschchen jedes beliebigen und geeigneten zusätzlichen ätherischen Öles für das persönliche Inhalationsfläschchen, entsprechend dem persönlichen Bedarf

Zu den empfohlenen Basissubstanzen für die Reise gehört eine weiße Basislotion oder ein Aloe-vera-Gel. Aloe-vera-Gel ist bei Sonnenbränden besonders nützlich und lindernd.

Sichere Reise mit ätherischen Ölen

Wenn die Auswahl der ätherischen Öle vorausschauend vorgenommen wird, sollte man alle notwendigen ätherischen Öle und Mischungen für beliebige kleinere Notfälle haben, die während der Reise vielleicht eintreten. Man denke nur daran, sich über die aktuellen Sicherheitsrestriktionen zu informieren und die ätherischen Öle angemessen zu verstauen. Sie sollten am Reiseziel nicht intensiver Hitze und hellem Licht ausgesetzt werden.

20

Sozialer, jahreszeitlich bedingter und praktischer Gebrauch

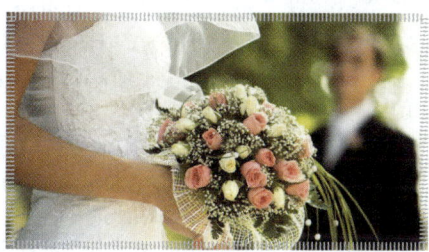

Ätherische Öle können zu vielen verschiedenen Anlässen im Leben von Menschen verwendet werden, sowohl bei der Arbeit als auch in der Freizeit. Ätherische Öle für die Arbeit und das Lernen können helfen, eine Aufgabe effizienter und rascher zu erledigen, wohingegen ätherische Öle für gesellschaftliche Anlässe wie zum Beispiel Hochzeiten, Partys und andere Feierlichkeiten helfen können, eine angenehme Atmosphäre zu schaffen und die Gäste zu einem geselligen Beisammensein zu animieren. Außerdem kann man ein der Jahreszeit entsprechendes Element einbringen und zum Beispiel Weihnachten und die Feiertage mit würzigen ätherischen Basisnotenölen feiern oder im Sommer ätherische Kopfnotenöle aus Zitrusfrüchten nehmen.

Einige ätherische Öle kann man auch verwenden, um die Probleme eines Haustieres zu lindern. Wenngleich es auf diesem Gebiet nahezu keine aussagekräftige Forschung zur Aromatherapie gibt, haben einige Aromatherapeuten sie erfolgreich bei Haustieren angewendet. Ich rate jedoch sowohl zu Vorsicht als auch zu gesundem Menschenverstand, wenn man ätherische Öle bei Haustieren verwendet, da Tiere anders auf ätherische Öle reagieren als Menschen.

Ätherische Öle für alle Anlässe

Ätherische Öle können in vielen Bereichen des Lebens Verwendung finden, auch außerhalb der Wohnung und der Gesundheitspflege. Dieses Kapitel enthält einige amüsante und originelle Ideen, die auf Erfahrung und Praxis gründen. Außerdem gibt dieses Kapitel einen ausgezeichneten Ausgangspunkt, um das Leben sowohl bei der Arbeit als auch in der Freizeit erfolgreicher zu machen und genießen zu können; und die Haustiere sich ebenfalls eines gesünderen Lebens erfreuen zu lassen.

Ätherische Öle bei der Arbeit

Arbeit kann sowohl körperlich als auch psychisch einen hohen gesundheitlichen Tribut fordern. Zusätzlich zu dem Stress, Termine einzuhalten, können auch Umweltfaktoren Einfluss darauf haben, wie es einem Menschen geht. Es ist nicht immer möglich, eine Verbesserung der Arbeitsbedingungen zu verlangen, so dass der Gebrauch geeigneter ätherischer Öle die Situation vielleicht vorübergehend verbessert. Arbeitet man jedoch mit anderen Menschen zusammen in einem Büro oder Geschäft, sollte man immer nachfragen, bevor man die Luft mit ätherischen Ölen beduftet, da man sich möglicherweise spezieller gesundheitlicher Umstände anderer Personen nicht bewusst ist.

Geeignete ätherische Öle, um im Büro die Stimmung zu heben, sind unter anderem:

- ätherische Öle aus Zitrusfrüchten – Zitrone (*Citrus limon*), Echte Limette (*Citrus x aurantiifolia*), Grapefruit (*Citrus x paradisi*), Orange (*Citrus sinensis*), Bergamotte (*Citrus bergamia*)
- Rosmarin (*Rosmarinus officinalis*)

Eine im Jahr 2003 durchgeführte Studie über die ätherischen Öle von Rosmarin und Lavendel ergab, dass ätherisches Rosmarinöl sowohl die Arbeitsleistung als auch die Gedächtnisleistung verbesserte (Moss et al., 2003). Eine Studie über ätherisches Zitronen- und Lavendelöl zeigte, dass das Zitronenöl die Stimmung verbesserte und der Noradrenalinspiegel angehoben wurde (Kiecolt-Glaser et al., 2008).

Am effektivsten wendet man diese ätherischen Öle bei der Arbeit mit den Zerstäubungs- und Inhalationsmethoden an, die in Kapitel 13 besprochen wurden.

Ätherische Öle für Schüler und Studenten

Nach dem großen William Shakespeare (1564–1616): „Und da ist Rosmarin, das ist für die Treue" (Hamlet, Akt IV, Szene 5). Den Schülern und Studenten heutzutage, ob sie Hamlet lesen oder nicht, kann es nutzen, diesen Ratschlag zu beherzigen: Rosmarin (*Rosmarinus officinalis*) ist eines der meistempfohlenen ätherischen Öle zur Steigerung der Gedächtnisleistung. Zusätzlich wird Pfefferminze (*Mentha piperita*) bei geistiger Erschöpfung vorgeschlagen (Moss et al., 2008). Lavendelblättriger Salbei (*Salvia lavandulifolia*) wird unterstützend empfohlen, um die Stimmung zu heben und die dei Merkfähigkeit zu verbessern (Tildesley et al., 2005). Ätherische Öle, die Schülern und Studenten für das Lernen und für Prüfungen empfohlen werden, können auch als Hilfe für Vorstellungsgespräche verwendet werden.

Ätherische Öle für Yoga

Yoga ist in der heutigen, schnelllebigen Zeit eine zunehmend beliebtere Praktik, und obwohl Yoga selbst helfen kann, die Symptome von Stress zu lindern, kann man die Durchführung der Yogaübungen mit der Anwendung geeigneter ätherischer Öle kombinieren. Teil der Yogapraktik ist die Fähigkeit, zu meditieren und den Körper zu erden. Passende erdende ätherische Öle, die bei der Meditation hilfreich sein können, sind unter anderem:

- Atlas-Zeder (*Cedrus atlantica*)
- Weihrauch (*Boswellia carteriii*)
- Patschuli (*Pogostemon cablin*)
- Vetiver (*Vetiveria zizanioides*)
- Sandelholzbaum (*Santalum album*)

Zusätzlich zum Gebrauch ätherischer Öle während der Yogaübungen kann man am Ende einer Übungseinheit die Yogamatte mit einer Mischung antibakterieller ätherischer Öle abwaschen. Dazu werden passende ätherische Öle in einer Sprühflasche mit Wasser vermischt und die Matte damit besprüht. Geeignet sind Australischer Teebaum (*Melaleuca alternifolia*), Zitrone (*Citrus limon*) und Thymian (*Thymus vulgaris*).

Ätherische Öle für Hochzeitsfeiern

Blumen erfreuen sich seit Langem der Assoziation mit Liebe und werden schon jahrhundertelang bei Hochzeiten verwendet. Lavendel (*Lavandula angustifolia*) und Majoran (*Origanum majorana*) haben beide bereits als Zutaten in Liebesträken Verwendung gefunden. Rosmarin (*Rosmarinus officinalis*) wurde einst in den Brautkranz griechischer Bräute eingeflochten. In England gehören „Blumenmädchen" traditionell zu Hochzeiten; ein uralter Brauch will es so, dass ein Brautmädchen der Braut auf dem Weg zur Kirche vorangeht und dabei Blütenblätter verstreut, damit die Braut ein Leben voller Freude und Kinderreichtum [Das war der ursprüngliche Sinn des Brauches; Anm. d. Übers.] genießt.

Es ist jetzt möglich, im Rahmen von Hochzeitsfeierlichkeiten Düfte den Vorstellungen des Paares entsprechend einzusetzen, ähnlich wie Bräute ihre Hochzeit farblich durchgestalten. Ätherische Öle lassen sich auf Hochzeiten vielseitig verwenden, und wenngleich es oft auf die persönliche Vorliebe für einen bestimmten Duft ankommt, sind ätherische Öle mit aphrodisischer Wirkung die passendste Wahl für Hochzeiten!

Aphrodisische ätherische Öle sind unter anderem:

- Neroliöl (*Citrus aurantium var. amara*)
- Patschuli (*Pogostemon cablin*)
- Damaszenerrose (*Rosa damascena*)
- Sandelholzbaum (*Santalum album*)
- Ylang-Ylang (*Cananga odorata*)

Man kann es sich aussuchen, ob man für den Duft des ätherischen Öles eine Kerze, ein Massageöl, eine Lotion oder ein Spray als Basis nimmt. Ein den persönlichen Wünschen entsprechendes Aroma sollte „Thema" der Hochzeit sein, zum Beispiel als persönlicher Duft der Braut an ihrem Hochzeitstag, in den Kerzen beim Hochzeitsempfang und als kleines Geschenk für die Hochzeitsgäste. Ein Aromatherapeut, der Erfahrung auf diesem Gebiet hat, wird für die Gestaltung des Hochzeitstages Ratschläge geben können.

Ätherische Öle für Partys und Feierlichkeiten

Man kann Partys und Feierlichkeiten durch die Verwendung ätherischer Öle in Kerzen und Zerstäubern aufwerten. Die Wahl der ätherischen Öle wird vom Ziel der Party oder Zusammenkunft abhängen. Will man eine romantische, gesellige oder entspannende Atmosphäre schaffen? Die folgenden ätherischen Öle werden mit einem Vorschlag für den Verwendungszweck bei einer Party oder Feierlichkeit genannt, wobei die therapeutischen Eigenschaften jedes ätherischen Öles berücksichtigt werden:

- romantische Stimmung – Damaszenerrose (*Rosa damascena*), Ylang-Ylang (*Cananga odorata*), Neroliöl (*Citrus aurantium var. amara*), Sandelholzbaum (*Santalum album*)
- „Eisbrecher" / geselliges Beisammensein – Pfefferminze (*Mentha piperita*), Grapefruit (*Citrus x paradisi*), Orange (*Citrus sinensis*), Zitrone (*Citrus limon*)
- entspannende Atmosphäre – Myrrhe (*Commiphora myrrha*), Weihrauch (*Boswellia carterii*), Lavendel (*Lavandula angustifolia*), Rosengeranie (*Pelargonium graveolens*)

Ätherische Öle für die Jahreszeiten

Bestimmte Jahreszeiten geben oft den Ausschlag, dass man ein bestimmtes ätherisches Öl anderen Ölen vorzieht, abhängig von den Umständen, der Gesundheit und der Stimmung. Wenn der Winter naht, ist der Gedanke an wärmende Gewürzöle wohliger als an leichte Zitrusöle, die im Sommer verlockend sind. Jedoch können die beiden oft kombiniert werden, wie zum Beispiel Ceylon-Zimtbaum (*Cinnamomum zeylanicum*) und Orange (*Citrus sinensis*).

Am nützlichsten ist der jahreszeitlich motivierte Gebrauch ätherischer Öle, wenn man einen Zerstäuber einsetzt, der dabei helfen kann, eine bestimmte Atmosphäre in der Wohnung zu schaffen. Man kann auch jede Mischung für die persönliche Verwendung in Lotionen, Sprays und Ölen nach eigener Vorliebe anpassen.

Ätherische Öle für Haustiere

Meine Erfahrung im Gebrauch ätherischer Öle bei Haustieren beschränkt sich auf die Anwendung bei meinem eigenen Hund. Hunde profitieren, neben Pferden, wahrscheinlich am meisten von der Verwendung ätherischer Öle. Dem Gebrauch bei Katzen sind wegen der Möglichkeit, dass ätherische Öle bei ihnen giftig wirken, Grenzen gesetzt. Andere Tiere mögen auch Nutzen von ätherischen Ölen haben, aber es ist am besten, einen zertifizierten Aromatherapeuten aufzusuchen, der Erfahrung darin hat, mit den betreffenden Tieren zu arbeiten – und einen Tierarzt, der sich mit ätherischen Ölen auskennt.

Ätherische Öle bei Tieren anzuwenden, kann nützlich sein, was von der Tierart und der Empfänglichkeit des Tieres für das Öl abhängt. Wie Kristen Leigh Bell in „Holistic Aromatherapy for Animals" schreibt, wirken ätherische Öle bei Tieren auf einer körperlichen, emotionalen, spirituellen und einer Konditionierungsebene – wenngleich die körperliche Ebene am wichtigsten ist.

Wie man das Tier mit ätherischen Ölen in Berührung bringt

Haustiere sind in mancher Hinsicht wie Kinder. Sie können einem Geruch offener gegenüberstehen als einem anderen. Man versuche zuerst einen „Schnuppertest", um zu sehen, wie sie darauf reagieren. Auch Haustiere haben unterschiedliche Persönlichkeiten – das heißt, dass nur weil ein Tier auf einen Geruch positiv reagiert, dies nicht bedeutet, dass ein anderes das ebenso tun müsste.

Die physiologischen Abläufe eines Tieres sind ebenfalls anders als die eines Menschen, was es zu berücksichtigen gilt, wenn man sich Gedanken darüber macht, wie ein Tier auf der körperlichen Ebene auf ein ätherisches Öl reagiert.

Ätherische Öle für Hunde

Mein Hund liebt den Geruch ätherischer Öle! Er hat kein Problem damit, bei all den Gerüchen um ihn den „Schnüffeltest" zu machen! Seit er vier Monate alt war, ist er schon dem Geruch vieler ätherischer Öle ausgesetzt gewesen, so dass seine Empfänglichkeit für sie wahrscheinlich bis zu einem gewissen Grad zugenommen hat, mehr als bei Hunden im Durchschnitt. Jedoch ist der Geruchssinn eines Hundes viel besser als der eines Menschen und deshalb könnte Aromatherapie genau die richtige Therapieart sein, um sie beim eigenen Hund auszuprobieren.

Ich habe ätherische Öle erfolgreich einge-setzt, um meinem Hund in den im Folgenden dargestellten Situationen zu helfen. Die genann-ten Mengen beruhen auf meiner persönlichen Erfahrung und der Größe meines Hundes (der ungefähr 25 Pfund wiegt):

- Ameisenbisse – man nimmt einen warmen Umschlag mit ätherischem Lavendelöl (*Lavandula angustifolia*) und hält ihn ein paar Minuten lang auf die betroffene Stelle. 1 bis 2 Tropfen ätherisches Öl werden auf eine waschlappengroße Kompresse gegeben. Bei Bedarf wiederholen und stärker dosieren.

- rissige Pfotenballen – man gibt eine kleine Menge weißer Lotion mit einem ätherischen Öl wie Lavendel (*Lavandula angustifolia*) auf den Bereich; 1 bis 2 Tropfen ätherisches Öl auf eine halbe Unze Lotion. Die Pfote wird 5 Minuten lang in ein Tuch eingewickelt, damit die Lotion einziehen und der Hund sie nicht ablecken kann.

- Bettauffrischer – man nimmt ein Spray mit ätherischem Öl, um den Schlafbereich des Hundes aufzufrischen; bis zu 5 Tropfen pro Unze Wasser. Ein Lavendelhydrolat ist eine sehr gute Alternative.

- Desinfektionsmittel – Ätherische Öle können bei Haustieren in der Wohnung sicher an-gewendet werden, wenn man sich an die Richtlinien hält. Ist der Hund krank, ver-wende man eine desinfizierende Mischung ätherischer Öle und reinige den Bereich, wie in Kapitel 18 beschrieben.

- Shampoo – der pH-Wert der Haut eines Hundes ist anders als der eines Menschen, so dass es wichtig ist, dass man das richtige Shampoo mit ätherischen Ölen verwendet, wenn man den Hund badet. Man sollte ein fertiggemischtes Shampoo mit ätherischen Ölen kaufen, das auf Hunde abgestimmt ist. Es ist wichtig zu beachten, dass man nicht das eigene Shampoo anstelle eines Hunde-shampoos nimmt.

- Angst – viele Hunde leiden unter Angst, zum Beispiel Trennungsangst, Angst, die durch einen Besuch einer Tierarztpraxis hervor-gerufen wird oder durch Gewitter. Man zer-stäubt eine beruhigende Mischung ätherischer Öle in der Wohnung oder dem Bereich, wo der Hund sich aufhält, oder sprüht die Luft um ihn herum behutsam mit einem Spray ein. Hydrolate sind auch eine gute Alternative zum Gebrauch ätherischer Öle.

Ätherische Öle für Katzen

Katzen unterscheiden sich auf mehr als ei-ne Art sehr stark von Hunden. Die physiologi-schen Abläufe einer Katze sind anders als die ei-nes Hundes, ganz besonders die der Katzenleber. Eine Katzenleber baut Substanzen nicht auf die-selbe Art ab und deshalb besteht die Möglich-keit, dass sich mehr Gift im Körper anreichert.

Authentische Aromatherapie

Bell schreibt in ihrem Buch, dass Katzen empfindlicher sind und bei ihnen die Möglichkeit stärkerer giftiger Wirkung besteht, wenn sie bestimmten chemischen Inhaltsstoffen ätherischer Öle ausgesetzt sind. Zum Beispiel können chemische Komponenten in ätherischem Zitrus- oder Kiefernöl – Limonen und Pinen – Nebenwirkungen bei Katzen auslösen.

Obwohl es sehr wenig Forschung über die mögliche Giftigkeit der Verwendung ätherischer Öle bei Katzen gibt, wird normalerweise zu größter Vorsicht geraten. Wiederum mag die Verwendung eines Hydrolates die sicherere Alternative für die Anwendung bei Katzen sein, wenngleich es wenig dokumentierte Belege gibt, um zu zeigen, welches Produkt verträglich ist oder nicht vertragen wird.

Teil drei

Handbuch ätherischer Öle

Anwendung des Handbuchs ätherischer Öle

Das Handbuch ätherischer Öle ist als allgemeines Nachschlagewerk zum Inhalt dieses Buchs konzipiert. Ich empfehle grundsätzlich, das Handbuch zu Rate zu ziehen, in den entsprechenden Buchkapiteln nachzulesen und situationsbedingt professionellen Rat einzuholen, bevor Sie eines der aufgelisteten ätherischen Öle anwenden.

Zu den jeweiligen Ölen habe ich verschiedene zielgruppen- und nutzenorientierte Anwendungsmöglichkeiten angegeben. Da sich nicht alle ätherischen Öle gleichermaßen gut bestimmten Zielgruppen oder Zwecken zuordnen lassen, waren spezifische Anwendungsvorschläge nicht immer möglich.

Alternative ätherische Öle

Zu jedem ätherischen Öl schlage ich alternative Öle vor. Die Vorschläge richten sich nach folgenden Kriterien:

- einem ähnlichen chemischen Aufbau
- dem Aroma des ätherischen Öls
- den therapeutischen Eigenschaften.

Bei den alternativen Ölen handelt es sich allerdings nicht um exakte Nachbildungen der jeweiligen originalen ätherischen Öle. Manchmal gab es keine Alternative, die allen obengenannten Kriterien entsprach. In diesen Fällen habe ich mich auf meine persönliche Erfahrung verlassen, um dennoch einen möglichen Ersatz vorschlagen zu können.

Kostenfaktor

Der letzte Punkt auf jedem Steckbrief bezieht sich auf die Kosten des jeweiligen ätherischen Öls. Er wird durch das Euro-Zeichen (€) repräsentiert. Auch hierbei handelt es sich nur um eine vage Richtlinie, da die individuellen Kosten je nach Anbieter, Saison, Chemotyp und anderen Faktoren variieren. Dennoch liefert diese Preisangabe einen ersten Eindruck davon, mit welchem finanziellen Aufwand man bei einem echten ätherischen Öl rechnen muss. Die Kosten staffeln sich wie folgt:

- € = unter 20 €
- €€ = zwischen 20 € und 40 €
- €€€ = über 40 €

Der angegebene Preisrahmen entspricht jeweils 10 Millilitern und ist nur ein ungefährer Anhaltspunkt.

Authentische Aromatherapie

Atlas-Zeder

Botanischer Name	*Cedrus atlantica.*
Synonyme	Atlantische Zeder, Marokkanische Zeder, Zeder.
Botanische Familie	*Pinaceae.*
Duftnote	Basis.
Harmoniert gut mit	anderen ätherischen Baumölen mit Basisnote, Bergamotte, Neroliöl, Vetiver, einigen ätherischen Ölen mit Zitrusaroma, Lavendel.
Alternative Öle	Texas-Zeder (*Juniperus ashei J.*), Myrrhe (*Commiphora myrrha*).
Gewinnungsmethode	Dampfdestillation des Holzes.
Verbreitung der Pflanze	Die Heimat der Atlas-Zeder ist das Atlas-Gebirge von Algerien und Marokko.
Beschreibung der Pflanze	Ein großer, immergrüner Baum, der eine Wuchshöhe von bis zu 40 Metern erreicht. Pyramidenförmig. Das Holz hat ein starkes Aroma.
Hauptmerkmale des ätherischen Öls	Ein gelb- bis bernsteinfarbener Ton sowie ein warmes, holziges, kampferhaltiges Aroma.
Chemische Hauptbestandteile des ätherischen Öls	Sesquiterpene, Alkohole und Ketone.
Wichtigste therapeutische Eigenschaften des ätherischen Öls	Antiseptisch, aphrodisierend, adstringierend, antibakteriell, schleimlösend und beruhigend.
Anwendung zur Körperpflege	Fettige Haut, trockene Haut, Hautausschlag, Dermatitis, Akne bei Erwachsenen und Jugendlichen.
Gesundheitliche Anwendung	Arthritis, Bronchitis, Stress, Husten.

Anwendung bei Babys und Kindern	Hautausschlag, Entzündungen.
Anwendung im Haushalt	Lufterfrischer.
Anwendung auf Reisen	Hautpflege.
Soziale und saisonale Anwendung	Yoga, Hochzeiten, Partys, Feierlichkeiten, winterliche Mixturen.
Anwendungsmöglichkeiten	Massageöle, Zerstäuber, Grundlage für Hautpflegeprodukte (Peelings, Lotionen, Cremes, Körperbutter, Balsame), Grundlage für Parfüme, Sprays, Badeprodukte (Öle, Sprudelbadtabletten, Badepralinen, Salze), Kerzen. Auch als Hydrolat erhältlich (von bestimmten Arten abhängig).
Warnhinweise	In der Schwangerschaft zu vermeiden.
Kostenfaktor	€

Australischer Teebaum

Botanischer Name	*Melaleuca alternifolia*
Synonyme	Teebaum.
Botanische Familie	*Myrtaceae.*
Duftnote	Kopf.
Harmoniert gut mit	Zitrone, Lavendel, Gewürznelke, Rosengeranie.
Alternative Öle	Majoran (*Origanum majorana (L.)*), Lavendelblättriger Salbei (*Salvia lavandulifolia*).
Gewinnungsmethode	Wasserdampfdestillation der Blätter und Zweige.
Verbreitung der Pflanze	Die Heimat des Australischen Teebaums ist Australien. Es gibt noch andere Pflanzenarten, die Teebaum genannt werden, aber nur die Art *Melaleuca alternifolia* bringt reines ätherisches Teebaumöl hervor.
Beschreibung der Pflanze	Ein kleiner Baum mit nadelähnlichen, graugrünen Blättern und kleinen Blüten auf Dornen.
Hauptmerkmale des ätherischen Öls	Hellgelbe Farbe und ein starkes, antiseptisches, kampferhaltiges Aroma.
Chemische Hauptbestandteile des ätherischen Öls	Alkohole und Monoterpene.
Wichtigste therapeutische Eigenschaften des ätherischen Öls	Antiseptisch, infektionshemmend, virenhemmend, entzündungshemmend, antibakteriell, immunstimulierend, schmerzlindernd.
Anwendung zur Körperpflege	Fettige Haut, Akne, Ausschlag.

Gesundheitliche Anwendung	Verbrennungen, Infektionen, entzündete Wunden, Asthma, Bronchitis, Erkältungen, Fieber, Lippenbläschen (Herpes).
Anwendung bei Frauen	Pilzinfektionen.
Anwendung bei Babys und Kindern	Windpocken, Haarläuse (stark verdünnt mit ätherischem Rosmarin- oder Lavendelöl und einer Shampoo-Grundlage).
Anwendung im Haushalt	Reinigungsmittel, Waschmittel, Erste-Hilfe-Kasten.
Anwendung auf Reisen	Insektenstiche.
Soziale und saisonale Anwendung	Reinigung der Yogamatte, reinigende Mixturen.
Anwendungsmöglichkeiten	Massageöle, Zerstäuber, Grundlage für Hautpflegeprodukte (Peelings, Lotionen, Cremes, Körperbutter, Balsame), Sprays, Kerzen. Auch als Hydrolat erhältlich.
Warnhinweise	Führt möglicherweise auch verdünnt zu Hautsensibilisierung. Bei Babys und Kindern mit Vorsicht anwenden.
Kostenfaktor	€

Benzoe

Botanischer Name	*Styrax Benzoin.*
Synonyme	Storaxbaum.
Botanische Familie	*Styracaceae.*
Duftnote	Basis.
Harmoniert gut mit	Gewürz- und Blütenölen mit Basisnote in Kombination mit Zitrusölen mit Kopfnote. Ebenso Pfefferminze.
Alternative Öle	Jasmin (*Jasminum officinale L.*), Gewürzvanille (*Vanilla planifolia*).
Gewinnungsmethode	Ein Rohharz (kein ätherisches Öl) wird aus dem Baum gewonnen. Es tritt aus dem angeschnittenen Baum aus und bildet spröde Klumpen. Das Harz ist graubraun mit roten Streifen, wird aufgefangen und verwendet, um ein Resinoid oder reines Harz zu gewinnen.
Verbreitung der Pflanze	Die Heimat der Benzoe ist Indonesien. Die Sumatra-Benzoe ist in Sumatra beheimatet.
Beschreibung der Pflanze	Ein großer, tropischer Baum, der eine Wuchshöhe von 20 Metern erreicht. Er hat weiße, herabhängende Blüten, Blätter, die an Zitruspflanzen erinnern, und eine Frucht mit harter Schale.
Hauptmerkmale des ätherischen Öls	Orangebraune Farbe und ein süßes, an Vanille erinnerndes, balsamisches Aroma mit schokoladigen Nuancen. Die Konsistenz ist zähflüssig.
Chemische Hauptbestandteile des ätherischen Öls	Ester.
Wichtigste therapeutische Eigenschaften des ätherischen Öls	Entzündungshemmend, antiseptisch, adstringierend, schleimlösend, beruhigend.
Anwendung zur Körperpflege	Entzündete und gereizte Haut, trockene und rissige Haut.

Gesundheitliche Anwendung	Arthritis, Asthma, Bronchitis, Stress, Depressionen.
Anwendung bei Frauen	Blasenentzündung.
Anwendung bei Babys und Kindern	Sonnencreme (Nachsorge).
Anwendung im Haushalt	Lufterfrischer.
Anwendung auf Reisen	Sonnenbrand.
Soziale und saisonale Anwendung	Partys, Feierlichkeiten, winterliche Mixturen.
Anwendungsmöglichkeiten	Massageöle, Zerstäuber, Grundlage für Hautpflegeprodukte (Peelings, Lotionen, Cremes, Körperbutter, Balsame), Grundlage für Parfüme, Sprays, Badeprodukte (Öle, Sprudelbadtabletten, Badepralinen, Salze), Kerzen.
Warnhinweise	Keine bekannten Kontraindikationen bei gewöhnlicher aromatherapeutischer Anwendung. Nicht mit Siam-Benzoe zu verwechseln, die ebenfalls in der Parfümherstellung verwendet wird. Die Sumatra-Benzoe stammt aus Sumatra (und Malaysia), während die Siam-Benzoe in Thailand, Kambodscha und Vietnam verbreitet ist.
Kostenfaktor	€

Bergamotte

Botanischer Name	*Citrus bergamia.*
Synonyme	*Citrus x limon.*
Botanische Familie	*Rutaceae.*
Duftnote	Kopf.
Harmoniert gut mit	anderen ätherischen Zitrusölen, Jasmin, Pfefferminze, Lavendel, ätherischen Baumölen mit Basisnote, Rosengeranie, Eukalyptus.
Alternative Öle	Petitgrain (*Citrus x aurantium L.*), Mandarine (*Citrus reticulata*), Süßorange (*Citrus x sinensis L.*).
Gewinnungsmethode	Kaltpressung aus der Fruchtschale.
Verbreitung der Pflanze	Die Heimat der Bergamotte sind die asiatischen Tropen. Sie wächst heute vor allem in Kalabrien, Italien.
Beschreibung der Pflanze	Ein Baum von durchschnittlichen Ausmaßen, der eine Wuchshöhe von fast fünf Metern erreichen kann. Die Frucht ähnelt äußerlich einer Orange, aber die Farbe der Bergamotte verändert sich im Laufe des Reifungsprozesses von grün zu gelb.
Hauptmerkmale des ätherischen Öls	Blasse, grüngelbe Farbe. Sein Aroma ist frisch und zitronig.
Chemische Hauptbestandteile des ätherischen Öls	Ester, Monoterpene und Alkohole.
Wichtigste therapeutische Eigenschaften des ätherischen Öls	Schmerzlindernd, antiseptisch, Antidepressivum, virenhemmend, verdauungsfördernd, harntreibend.
Anwendung zur Körperpflege	Fettige Haut, entzündete Haut, Schuppenflechte, Akne, Hautausschlag.

Gesundheitliche Anwendung	Verdauungsstörungen, Blähungen, Erkältung, Grippe, Angstzustände, Depressionen.
Anwendung bei Frauen	Starke Stimmungsschwankungen, mangelndes Selbstvertrauen.
Anwendung bei Babys und Kindern	Sanft und erbaulich.
Anwendung im Haushalt	Lufterfrischer, Schockbehandlung.
Anwendung auf Reisen	Insektenspray.
Soziale und saisonale Anwendung	Partys, Feierlichkeiten, frühlingshafte Mixturen.
Anwendungsmöglichkeiten	Massageöle, Zerstäuber, Grundlage für Hautpflegeprodukte (Peelings, Lotionen, Cremes, Körperbutter, Balsame), Sprays, Kerzen.
Warnhinweise	Phototoxisch. Nur mit Bedacht verwenden, bevor die Haut der Sonne ausgesetzt wird. Durch UV-Licht können ernsthafte Verbrennungen und Hautirritationen auftreten.
Kostenfaktor	€

Authentische Aromatherapie

Ceylon-Zimtbaum

Botanischer Name	*Cinnamomum verum J.*
Synonyme	Echter Zimtbaum, Zimtblatt, *Cinnamomum zeylanicum.*
Botanische Familie	*Lauraceae.*
Duftnote	Basis.
Harmoniert gut mit	Orange, Benzoe, Gewürznelke, orientalisch-scharfen Ölen mit Basisnote.
Alternative Öle	Gewürznelke (*Syzygium aromaticum (L.)*), Basilikum (*Ocimum basilicum L.*).
Gewinnungsmethode	Wasserdampfdestillation der Blätter.
Verbreitung der Pflanze	Die Heimat des Ceylon-Zimtbaumes sind Sri Lanka und Südindien. Weltweit gibt es verschiedene Cinnamomum-Spezies.
Beschreibung der Pflanze	Ein immergrüner, tropischer Baum, der eine Wuchshöhe von bis zu 15 Metern erreicht. Er hat kleine, weiße Blüten, blau-weiße Beeren und große, gefiederte Blätter.
Hauptmerkmale des ätherischen Öls	Gelbbraune Farbe und ein warmes, würziges Aroma.
Chemische Hauptbestandteile des ätherischen Öls	Phenole.
Wichtigste therapeutische Eigenschaften des ätherischen Öls	Antiseptisch, adstringierend, aphrodisierend, verdauungsfördernd, menstruationsfördernd.
Anwendung zur Körperpflege	Warzen.
Gesundheitliche Anwendung	Durchblutungsstörungen, Rheumatismus, Durchfall, Erkältung, Stress.

Anwendung bei Frauen	Geburtsbegleitung (unter Beobachtung), unregelmäßige und schwache Periode.
Anwendung bei Babys und Kindern	Aufgrund der chemischen Zusammensetzung sind andere ätherische Öle vorzuziehen.
Anwendung im Haushalt	Reinigungsmittel.
Anwendung auf Reisen	Durchfall.
Soziale und saisonale Anwendung	Hochzeiten, Partys, winterliche Mixturen.
Anwendungsmöglichkeiten	Massageöle, Zerstäuber, Grundlage für Hautpflegeprodukte (Peelings, Lotionen, Cremes, Körperbutter, Balsame), Kerzen. Auch als Hydrolat erhältlich.
Warnhinweise	In der Schwangerschaft zu vermeiden. Es kann die Schleimhäute reizen. Nur stark verdünnt und in Maßen verwenden. Bei aromatherapeutischer Anwendung und in Bade- und Körperpflegeprodukten sind Zimtblattöle vorzuziehen. Ätherische Öle aus der Zimtbaumrinde sind viel toxischer als Öle aus Zimtblättern.
Kostenfaktor	€

Damaszenerrose

Botanischer Name	*Rosa x damascena.*
Synonyme	Bulgarische Rose.
Botanische Familie	*Rosaceae.*
Duftnote	Basis.
Harmoniert gut mit	Rosengeranie, Lavendel, Weihrauch, ätherischen Blüten- und Gewürzölen.
Alternative Öle	Rosengeranie (*Pelargonium graveolens*), Marokkanische Kamille (*Ormenis multicaulis*).
Gewinnungsmethode	Wasserdampfdestillation der frischen Rosenblüten. Mithilfe eines Lösungsmittels wird ein Absolue hergestellt.
Verbreitung der Pflanze	Die Heimat der Rosen ist Kleinasien, aber bis heute sind viele verschiedene Arten gekreuzt und angebaut worden. Das ätherische Öl wird in vielen Ländern produziert, einschließlich Frankreich, Bulgarien und der Türkei.
Beschreibung der Pflanze	Ein kleiner Strauch oder Busch mit scharfen Dornen und grünen, gefiederten Blättern. Rosenbüsche treten je nach Art in verschiedenen Größen auf. Die aromatischen Blüten der Rosa x damascena sind im Farbspektrum zwischen Rosa und Rot angesiedelt.
Hauptmerkmale des ätherischen Öls	Hellgelbe Farbe und ein reichhaltiges, berauschendes, süßes Blütenaroma.
Chemische Hauptbestandteile des ätherischen Öls	Alkohole und Monoterpene.
Wichtigste therapeutische Eigenschaften des ätherischen Öls	Antidepressivum, aphrodisierend, adstringierend, beruhigend, entzündungshemmend, narbenbildend, infektionshemmend.

Anwendung zur Körperpflege	Trockene Haut, Hautausschlag, reifere Haut, Falten, empfindliche Haut.
Gesundheitliche Anwendung	Depressionen, Schlafstörungen, Kopfschmerzen, Stress, Wunden.
Anwendung bei Frauen	Unregelmäßige Periode, sexuelle Probleme, prämenstruelles Syndrom.
Anwendung bei Babys und Kindern	Stärkt das Selbstbewusstsein, mindert Eifersucht, ausgezeichnet für Hautpflege bei Babys.
Anwendung im Haushalt	Ziehen Sie ein anderes ätherisches Öl vor.
Anwendung auf Reisen	Hautpflege im Allgemeinen.
Soziale und saisonale Anwendung	Hochzeiten, romantische Partys, Feierlichkeiten.
Anwendungsmöglichkeiten	Massageöle, Zerstäuber, Grundlage für Hautpflegeprodukte (Peelings, Lotionen, Cremes, Körperbutter, Balsame), Grundlage für Parfüme, Sprays, Badeprodukte (Öle, Sprudelbadtabletten, Badepralinen, Salze), Kerzen. Auch als Hydrolat erhältlich.
Warnhinweise	Keine bekannten Kontraindikationen bei gewöhnlicher aromatherapeutischer Anwendung. Vergewissern Sie sich, dass Sie nicht eine gepanschte Version von echtem ätherischem Rosenöl erwerben.
Kostenfaktor	€€€

Dill

Botanischer Name	*Anethum graveolens L.*
Synonyme	*Peucedanum graveolens*, Anethi Fructus, Gurkenkraut, Dillkraut, Dillfenchel.
Botanische Familie	*Apiaceae.*
Duftnote	Kopf.
Harmoniert gut mit	Zitrone, ätherischen Ölen auf Gewürzbasis.
Alternative Öle	Echter Kümmel (*Carum carvi L.*).
Gewinnungsmethode	Destillation der frischen oder getrockneten Kräuter oder Samen.
Verbreitung der Pflanze	Der Dill ist im Mittelmeerraum und Südrussland, vor allem rund um das Schwarze Meer beheimatet. Er wird in vielen anderen Regionen angebaut, einschließlich Europas, der Vereinigten Staaten von Amerika und Chinas.
Beschreibung der Pflanze	Ein einjähriges oder zweijähriges Kraut, das eine Wuchshöhe von etwa sechzig Zentimetern erreicht. Es hat Dolden mit gelben Blüten und fiederschnittige Blätter. Dill tritt in verschiedenen Chemotypen auf. Als Pflanze ähnelt es Fenchel (*Foeniculum vulgare (L.)*), die ätherischen Öle dieser beiden Pflanzen weisen jedoch völlig unterschiedliche chemische Zusammensetzungen auf.
Hauptmerkmale des ätherischen Öls	Weiße bis hellgelbe Farbe und ein warmes, würziges Aroma, vergleichbar mit Anis.
Chemische Hauptbestandteile des ätherischen Öls	Ketone und Monoterpene.
Wichtigste therapeutische Eigenschaften des ätherischen Öls	Antibakteriell, verdauungsfördernd, beruhigend, antiseptisch, menstruationsfördernd, schleimlösend.

Anwendung zur Körperpflege	Wundbehandlung.
Gesundheitliche Anwendung	Blähungen, Verdauungsstörungen, Bronchitis.
Anwendung bei Frauen	Aussetzende Periode, Entbindung, Anregung der Milchproduktion bei stillenden Müttern.
Anwendung bei Babys und Kindern	Wird traditionell in Dillwasser genutzt (ein Aufguss aus Wasser und Dillsamen) und dient zur Behandlung von Blähungen.
Anwendung im Haushalt	Reinigungsmittel, Erste-Hilfe-Kasten.
Anwendung auf Reisen	Leichtere Verdauungsbeschwerden.
Soziale und saisonale Anwendung	Reinigende Mixturen.
Anwendungsmöglichkeiten	Massageöle, Zerstäuber, Sprays. Auch als Hydrolat erhältlich.
Warnhinweise	In der Schwangerschaft zu vermeiden.
Kostenfaktor	€

Echte Limette

Botanischer Name	*Citrus x aurantiifolia.*
Synonyme	Saure Mexikanische Limette.
Botanische Familie	*Rutaceae.*
Duftnote	Kopf.
Harmoniert gut mit	anderen ätherischen Zitrusölen, Lavendel, Zitronella, Neroli.
Alternative Öle	Zitrone (*Citrus x limon (L.)*), Süße Orange (*Citrus x sinensis (L.)*).
Gewinnungsmethode	Gepresstes ätherisches Limettenöl durch Kaltpressung der äußeren, frischen Schale der Frucht. Destilliertes ätherisches Limettenöl, das aus der zerquetschten ganzen Frucht gewonnen wird, ist als Nebenprodukt der Saftherstellung ebenfalls erhältlich.
Verbreitung der Pflanze	Die Limette wächst heute in den meisten tropischen und subtropischen Regionen, außerdem in Mexiko, Italien und Florida. Vermutlich stammt sie aus Südasien.
Beschreibung der Pflanze	Ein kleiner, immergrüner Baum, der eine Wuchshöhe von vier bis fünf Metern erreicht. Der Baum hat spitze Dornen, ovale Blätter und kleine weiße Blüten. Die Frucht, die etwa halb so groß ist wie eine Zitrone (artenabhängig), hat eine hellgrüne Farbe.
Hauptmerkmale des ätherischen Öls	Hellgelb bis olivfarben und ein scharfes Zitrusaroma. Das gepresste ätherische Öl hat ein süßeres Aroma als das destillierte ätherische Öl.
Chemische Hauptbestandteile des ätherischen Öls	Monoterpene. Das destillierte ätherische Öl enthält nur Spuren von Kumarin, anders als das gepresste ätherische Öl.
Wichtigste therapeutische Eigenschaften des ätherischen Öls	Antiseptisch, virenhemmend, antibakteriell, kräftigend.

Anwendung zur Körperpflege	Fettige Haut, Akne, brüchige Nägel.
Gesundheitliche Anwendung	Kreislaufbeschwerden, Erkältungen, Grippe, Verdauungsbeschwerden, Asthma, hoher Blutdruck.
Anwendung bei Frauen	Cellulite.
Anwendung bei Babys und Kindern	Anstelle ätherischen Zitronenöls zu verwenden.
Anwendung im Haushalt	Lufterfrischer, Reinigungsmittel, Erste-Hilfe-Kasten.
Anwendung auf Reisen	Leichte Magenverstimmungen.
Soziale und saisonale Anwendung	Konzentrationsfördernd und stimmungshebend am Arbeitsplatz, Reinigung der Yogamatte, erbauliche Mischungen. Wird in konversationsanregenden Mixturen für gesellschaftliches Miteinander auf Partys verwendet.
Anwendungsmöglichkeiten	Massageöle, Zerstäuber, Grundlage für Hautpflegeprodukte (Peelings, Lotionen, Cremes, Körperbutter, Balsame), Sprays, Badeprodukte (Öle, Sprudelbadtabletten, Badepralinen, Salze), Kerzen.
Warnhinweise	Das gepresste ätherische Öl ist phototoxisch. Nicht bei direkter Sonneneinstrahlung, direkt vor dem Sonnenbad oder in Kombination mit anderen UV-Quellen wie Sonnenbanken verwenden. Das destillierte ätherische Öl ist nicht phototoxisch.
Kostenfaktor	€

Echter Thymian

Botanischer Name	*Thymus vulgaris L.*
Synonyme	Römischer Quendel, Kuttelkraut, Gartenthymian.
Botanische Familie	*Lamiaceae.*
Duftnote	Kopf.
Harmoniert gut mit	Rosmarin, Zitrone, Bergamotte, Lavendel, Rosengeranie.
Alternative Öle	Marokkanischer Thymian (*Thymus saturejoides*), Basilikum (*Ocimum basilicum L.*).
Gewinnungsmethode	Destillation der blühenden Spitzen und Blätter.
Verbreitung der Pflanze	Die Heimat des Echten Thymians ist der Mittelmeerraum. Heute wird er in vielen Regionen angebaut, darunter die Vereinigten Staaten von Amerika und Zentraleuropa.
Beschreibung der Pflanze	Ein mehrjähriges, immergrünes Kraut, das eine Wuchshöhe von etwa 60 Zentimetern erreicht. Es hat kleine, ovale, grüne Blätter und lilafarbene oder weiße Blüten.
Hauptmerkmale des ätherischen Öls	Rotes Thymianöl (rotbraun mit einem leicht würzigen, krautigen Aroma mit leichter Grasnote); Weißes Thymianöl (hellgelb mit einem süßen, grasigen Aroma).
Chemische Hauptbestandteile des ätherischen Öls	Phenole, Alkohole und Monoterpene (abhängig vom Chemotyp, siehe unten).
Wichtigste therapeutische Eigenschaften des ätherischen Öls	Antiseptisch, adstringierend, antibakteriell, antimikrobiell.
Anwendung zur Körperpflege	Hautausschlag, Akne, Dermatitis, blaue Flecken.

Gesundheitliche Anwendung	Verbrennungen, Arthritis, Muskelschmerzen, Asthma, Bronchitis, Erkältungen, Blähungen, Kopfschmerzen.
Anwendung bei Frauen	Während der Schwangerschaft zu vermeiden.
Anwendung bei Babys und Kindern	Ziehen Sie ein anderes ätherisches Öl vor.
Anwendung im Haushalt	Lufterfrischer, Reinigungsmittel.
Anwendung auf Reisen	Andere ätherische Öle sind dem Thymianöl vorzuziehen.
Soziale und saisonale Anwendung	Reinigung der Yogamatte, reinigende Mixturen.
Anwendungsmöglichkeiten	Massageöle, Zerstäuber, Grundlage für Hautpflegeprodukte (Peelings, Lotionen, Cremes, Körperbutter, Balsame), Sprays, Kerzen. Auch als Hydrolat erhältlich.
Warnhinweise	Nicht im Zusammenhang mit Bluthochdruck oder während der Schwangerschaft anwenden.
Kostenfaktor	€

Besondere Anmerkung

Rotes Thymianöl wird aus dem Rohdestillat dieser Pflanze gewonnen, während es sich bei Weißem Thymianöl um die verfeinerte Destillation (zweites Destillat) des Roten Thymianöls handelt. Es gibt verschiedene Chemotypen von Thymianöl, darunter Thymol, Caravarol, Linaolool und Thuyamol-4. Manchmal werden die ersten beiden als Roter Thymian bezeichnet und die letzten beiden als Weißer Thymian – aber das ist irritierend. Der Thymol-Typ und der Caravarol-Typ enthalten einen höheren Anteil an Phenolen; der Linaolool-Typ und der Thuyamol-4-Typ enthalten im Gegenzug mehr Alkohole. Generell sind der Thymol-Typ und der Caravarol-Typ naturgemäß aggressiver als der Linaolool-Typ und der Thuyamol-4-Typ. Die unterschiedlichen chemischen Zusammensetzungen bedingen die verschiedenen therapeutischen Eigenschaften der jeweiligen Öle. Daher dient dieses Handbuch nur zur allgemeinen Orientierung, da die Anwendung von Thymianöl sowohl vom Thymiandestillat, als auch vom jeweiligen Chemotypen abhängig ist.

Eukalyptus smithii

Botanischer Name	*Eucalyptus smithii.*
Synonyme	Eukalyptus, Blaugummibaum.
Botanische Familie	*Myrtaceae.*
Duftnote	Kopf.
Harmoniert gut mit	Zitrone, Lavendel, Rosmarin, Pfefferminze, Gewürznelkenbaum.
Alternative Öle	Blauer Eukalyptus (*Eucalyptus globulus*).
Gewinnungsmethode	Wasserdampfdestillation der Blätter und Zweige.
Verbreitung der Pflanze	Die Heimat des *Eucalyptus smithii* ist Australien, aber er wird heute auch in Südeuropa angebaut.
Beschreibung der Pflanze	Ein großer Baum mit blassen graugrünen Blättern.
Hauptmerkmale des ätherischen Öls	Hellgelbe Farbe und ein scharfes, kampferhaltiges Aroma.
Chemische Hauptbestandteile des ätherischen Öls	Oxide.
Wichtigste therapeutische Eigenschaften des ätherischen Öls	Schmerzlindernd, antiseptisch, virenhemmend, abschwellend.
Anwendung zur Körperpflege	Hautinfektionen.
Gesundheitliche Anwendung	Kopfschmerzen, Muskelschmerzen, Asthma, Erkältungen, Grippe, Husten.
Anwendung bei Frauen	Kopfschmerzen.
Anwendung bei Babys und Kindern	Ein sanftes Öl für gesundheitliche Behandlung.

Anwendung im Haushalt	Reinigungsmittel, Lufterfrischer, Wäsche.
Anwendung auf Reisen	Insektenspray.
Soziale und saisonale Anwendung	Reinigung von Yogamatten.
Anwendungsmöglichkeiten	Massageöle, Zerstäuber, Grundlage für Hautpflegeprodukte (Peelings, Lotionen, Cremes, Körperbutter, Balsame), Sprays, Kerzen.
Warnhinweise	Keine bekannten Kontraindikationen bei gewöhnlicher aromatherapeutischer Anwendung. Nicht mit Zitroneneukalyptus (*Corymbia citriodora*), *Eucalyptus dives* oder Lemon-Eukalyptus (*Eucalytus staigeriana*) verwechseln, die eine andere chemische Zusammensetzung aufweisen als der *Eukalyptus smithii*.
Kostenfaktor	€

Gemeine Schafgarbe

Botanischer Name	*Achillea millefolium L.*
Synonyme	Gewöhnliche Schafgarbe.
Botanische Familie	*Asteraceae.*
Duftnote	Herz.
Harmoniert gut mit	Gewürznelke, Zedernholz, Kamille, Vetiver.
Alternative Öle	Schwarzer Pfeffer (*Piper nigrum (L.)*), Myrrhe (*Commiphora myrrha*), Patschuli (*Pogostemon cablin*).
Gewinnungsmethode	Wasserdampfdestillation der Blütenköpfe.
Verbreitung der Pflanze	Die Heimat der Gemeinen Schafgarbe sind Europa und Asien. Heute wächst sie in Ländern mit ähnlichen klimatischen Wachstumsbedingungen, darunter auch die Vereinigten Staaten von Amerika.
Beschreibung der Pflanze	Ein mehrjähriges Kraut, das eine Wuchshöhe von etwa einem Meter erreicht. Es hat fiedrige Blätter und rosa-weiße oder malvenfarbene Blüten.
Hauptmerkmale des ätherischen Öls	Dunkelblaue oder grüne Farbe und ein süßes, grasiges, krautig-kampferhaltiges Aroma.
Chemische Hauptbestandteile des ätherischen Öls	Sesquiterpene und Monoterpene.
Wichtigste therapeutische Eigenschaften des ätherischen Öls	Entzündungshemmend, antiseptisch, adstringierend, verdauungsfördernd, schleimlösend, menstruationsfördernd.
Anwendung zur Körperpflege	Hautausschlag, Akne, Narben, Hautstraffung.
Gesundheitliche Anwendung	Wunden, rheumatoide Arthritis, Erkältungen, Schlafstörungen, Verdauungsbeschwerden, Verstopfung, Hämorrhoiden, Stress.

Anwendung bei Frauen	Regelschmerzen, Ausbleiben der Regelblutung.
Anwendung bei Babys und Kindern	Für die Anwendung bei Babys und Kindern ist ein anderes ätherisches Öl vorzuziehen.
Anwendung im Haushalt	Erste-Hilfe-Kasten.
Anwendung auf Reisen	Kleinere Verdauungsbeschwerden.
Soziale und saisonale Anwendung	Reinigende Mixturen.
Anwendungsmöglichkeiten	Massageöle, Zerstäuber, Grundlage für Hautpflegeprodukte (Peelings, Lotionen, Cremes, Körperbutter, Balsame), Sprays, Kerzen. Auch als Hydrolat erhältlich.
Warnhinweise	Nur in Maßen anwenden, da Schafgarbenöl zu Hautsensibilisierung führen kann. Nicht bei kleinen Kindern und während der Schwangerschaft anwenden.
Kostenfaktor	€€€

Gemeiner Wacholder

Botanischer Name	*Juniperus communis.*
Synonyme	Heide-Wacholder.
Botanische Familie	*Cupressaceae.*
Duftnote	Kopf.
Harmoniert gut mit	Süßer Orange, Lavendel, Rosengeranie, Vetiver, Zedernholz, Schwarzem Pfeffer.
Alternative Öle	Mittelmeer-Zypresse (*Cupressus sempervirens (L.)*), Weißtanne (*Abies alba*), Kiefer (*Pinus sylvestris L.*).
Gewinnungsmethode	Wasserdampfdestillation der Beeren.
Verbreitung der Pflanze	Die Heimat des Gemeinen Wacholders sind Skandinavien, Nordeuropa, Kanada, Sibirien und Nordasien.
Beschreibung der Pflanze	Ein immergrüner Baum, der eine Wuchshöhe von sechs Metern erreicht. Er hat grüne Nadeln, kleine Blüten und grüne Beeren, die im Laufe ihres Reifungsprozesses eine schwarze Farbe annehmen.
Hauptmerkmale des ätherischen Öls	Weiße oder hellgelbe Farbe mit grünem Einstich und ein frisches, holzig-balsamisches Aroma.
Chemische Hauptbestandteile des ätherischen Öls	Monoterpene.
Wichtigste therapeutische Eigenschaften des ätherischen Öls	Antiseptisch, aphrodisierend, adstringierend, narbenbildend, beruhigend, menstruationsfördernd, harntreibend, schleimlösend, entgiftend.
Anwendung zur Körperpflege	Fettige Haut, Akne, Hautausschlag, Dermatitis.
Gesundheitliche Anwendung	Rheumatismus, Erkältungen, Grippe, Angstzustände, Stress, Bronchitis, Gicht, Wassereinlagerungen.

Anwendung bei Frauen	Regelschmerzen, Menstruationsbeschwerden, uterusstärkend.
Anwendung bei Babys und Kindern	Nicht bei Babys und Kindern anwenden.
Anwendung im Haushalt	Lufterfrischer, Reinigungsmittel.
Anwendung auf Reisen	Hautleiden.
Soziale und saisonale Anwendung	Hochzeiten, Partys, Feierlichkeiten.
Anwendungsmöglichkeiten	Massageöle, Zerstäuber, Grundlage für Hautpflegeprodukte (Peelings, Lotionen, Cremes, Körperbutter, Balsame), Grundlage für Parfüme, Sprays, Badeprodukte (Öle, Sprudelbadtabletten, Badepralinen, Salze), Kerzen. Auch als Hydrolat erhältlich.
Warnhinweise	In der Schwangerschaft zu vermeiden, da Wacholderöl wehenfördernd wirken kann. Bitte wenden Sie Wacholderöl auch nicht an, wenn Sie unter Nierenerkrankungen leiden. Neben dem Öl der Wacholderbeeren gibt es auch ein ätherisches Öl, das aus den Nadeln und Zweigen des Wacholderbaumes destilliert wird.
Kostenfaktor	€

Gewürznelkenbaum

Botanischer Name	*Szyzygium aromaticum (L.).*
Synonyme	*Eugenia caryophyllata,* *Eugenia carophyllus,* *Eugenia aromatica (L.).*
Botanische Familie	*Myrtaceae.*
Duftnote	Basis.
Harmoniert gut mit	Orange, Thymian, Muskatellersalbei, Damaszenerrosen, Zimtblatt, auf Orangen basierenden Zitrusölen.
Alternative Öle	Ceylon-Zimtbaum (*Cinnamomum verum J.*), Basilikum (*Ocimum basilicum L.*)
Gewinnungsmethode	Destillation der Nelkenknospen.
Verbreitung der Pflanze	Vermutlich ist Indonesien die Heimat des Gewürznelkenbaums. Heute wird er beispielsweise in Sri Lanka, Indien, auf den Philippinen, Mauritius und Südamerika angebaut.
Beschreibung der Pflanze	Ein immergrüner Baum, der eine Wuchshöhe von zwölf Metern erreicht. Er hat große, glänzende Blätter. Die Farbe der Knospen wechselt während des Reifungsprozesses von blassgrün zu dunkelrot. Die grünen Knospen produzieren eine rosenfarbene Blumenkrone, die dann verwelkt und einen gelben Blütenkelch hervorbringt, dessen Farbe schließlich zu einem tiefen Rot heranreift. Der Blütenkelch wird schließlich vom Baum geschlagen und getrocknet. Die Knospen treten zu Anfang der Regensaison auf. Die Blüten des Nelkenbaums duften würzig.
Hauptmerkmale des ätherischen Öls	Blassgelbe Farbe und ein süßes und scharfes Aroma.
Chemische Hauptbestandteile des ätherischen Öls	Phenole (Eugenol).

Wichtigste therapeutische Eigenschaften des ätherischen Öls	Schmerzlindernd, antiseptisch, entzündungshemmend, infektionshemmend, virenhemmend, antibakteriell, aphrodisierend, schleimlösend, mentales Aufputschmittel.
Anwendung zur Körperpflege	Akne.
Gesundheitliche Anwendung	Zahnschmerzen, Wundbehandlung, Nasennebenhöhlenentzündung, mentale Erschöpfung, rheumatoide Arthritis, Erkältungen, Grippe.
Anwendung bei Frauen	Gebärmuttertonikum (unterstützt bei der Geburt und hilft gegen mangelnde sexuelle Erregbarkeit).
Anwendung bei Babys und Kindern	Zahnen (verdünnt mit einem Trägeröl und in minimaler Dosierung anwenden).
Anwendung im Haushalt	Reinigungsmittel, Lufterfrischer, Erste-Hilfe-Kasten.
Anwendung auf Reisen	Insektenspray.
Soziale und saisonale Anwendung	Winterliche Mixturen, romantische Mixturen, Partys, Feierlichkeiten, Lernhilfe.
Anwendungsmöglichkeiten	Massageöle, Zerstäuber, Grundlage für Hautpflegeprodukte (Peelings, Lotionen, Cremes, Körperbutter, Balsame), Sprays, Kerzen.
Warnhinweise	Ausschließlich stark verdünnt und in geringer Dosierung verwenden. Bei unsachgemäßer Anwendung besteht das Risiko von Haut- und Schleimhautreizungen. Für die meisten aromatherapeutischen Mixturen sind ätherische Öle aus Gewürznelkenknospen Ölen aus Gewürznelkenblättern vorzuziehen.
Kostenfaktor	€

Grapefruit

Botanischer Name	*Citrus x aurantium.*
Synonyme	Pampelmuse, Citrus paradisi, Adamsapfel, Paradiesapfel, Kürbisorange, Melonenorange.
Botanische Familie	*Rutaceae.*
Duftnote	Kopf.
Harmoniert gut mit	Zitrone, Zypresse, Rosengeranie, Lavendel.
Alternative Öle	Zitrone (*Citrus x limon (L.)*), Mandarine (*Citrus reticulata*), Süße Orange (*Citrus x sinensis (L.)*).
Gewinnungsmethode	Kaltpressung der frischen Schale.
Verbreitung der Pflanze	Die Heimat der Grapefruit sind die asiatischen Tropen und die West-indischen Inseln. Sie wird hauptsächlich in Kalifornien, Florida und Brasilien angebaut. Bei der Grapefruit handelt es sich um eine Hybrid-pflanze, das Ergebnis aus einer Kreuzbestäubung aus Pampelmuse (*Citrus maxima*) und der Süßorange (*Citrus x sinensis (L.)*). Die Geschich-te dieser Kreuzung kann nicht einwandfrei nachgewiesen werden, aber man geht davon aus, dass sich die erste Kreuzung im 18. Jahrhundert ereignet hat.
Beschreibung der Pflanze	Der kultivierte Baum erreicht eine Wuchshöhe von etwa elf Metern. Er hat glänzende grüne Blätter und sternförmige, weiße, aromatisch duf-tende Blüten. Das ätherische Öl wird allerdings aus den großen, gelben Früchten gewonnen.
Hauptmerkmale des ätherischen Öls	Gelbe oder hellgrüne Farbe und ein süßes Zitrusaroma.
Chemische Hauptbestand-teile des ätherischen Öls	Monoterpene (Limonene).

Wichtigste therapeutische Eigenschaften des ätherischen Öls	Antiseptisch, antibakteriell, verdauungsfördernd, adstringierend, virenhemmend, harntreibend, beruhigend.
Anwendung zur Körperpflege	Fettige Haut, Akne.
Gesundheitliche Anwendung	Erkältung, Grippe, Harnverhaltung, Stress, Depressionen, Kopfschmerzen.
Anwendung bei Frauen	Cellulite.
Anwendung bei Babys und Kindern	Sanft und erbaulich (ein „glückliches" Öl für Kinder).
Anwendung im Haushalt	Lufterfrischer, Reinigungsmittel.
Anwendung auf Reisen	Jetlag, leichte Magenverstimmungen.
Soziale und saisonale Anwendung	Verbessert die Konzentrationsfähigkeit auf der Arbeit und beim Lernen. Wird in konversationsanregenden Mixturen für gesellschaftliches Miteinander auf Partys verwendet.
Anwendungsmöglichkeiten	Massageöle, Zerstäuber, Grundlage für Hautpflegeprodukte (Peelings, Lotionen, Cremes, Körperbutter, Balsame), Sprays, Badeprodukte (Öle, Sprudelbadtabletten, Badepralinen, Salze), Kerzen. Auch als Hydrolat erhältlich.
Warnhinweise	Keine bekannten Kontraindikationen bei gewöhnlicher aromatherapeutischer Anwendung. Anders als viele ätherische Zitrusöle ist Grapefruitöl nicht als phototoxisch bekannt. Allerdings ist es nicht lange haltbar, da es sehr schnell oxidiert.
Kostenfaktor	€

Ingwer

Botanischer Name	*Zingiber officinale.*
Synonyme	Ingber, Imber, Immerwurzel, Ingwerwurzel.
Botanische Familie	*Zingiberaceae.*
Duftnote	Kopf.
Harmoniert gut mit	Rose, Süßer Orange, Zimtbaum, Vetiver, Echter Limette, Zitrone, Weihrauch, Atlas-Zeder.
Alternative Öle	Atlas-Zeder (*Cedrus atlantica*).
Gewinnungsmethode	Wasserdampfdestillation aus dem ungeschälten, getrockneten, gemahlenen Wurzelstock.
Verbreitung der Pflanze	Die Heimat des Ingwers ist Südasien, aber heute wird er auch in der Karibik (einschließlich Jamaika), Ostafrika, Japan, Indien und China angebaut.
Beschreibung der Pflanze	Ein mehrjähriges Kraut, das eine Wuchshöhe von bis zu einem Meter erreicht. Die Ingwerpflanze hat weiße oder rosafarbene Knospen, die sich zu gelben Blüten entwickeln. Am aromatischsten ist der Wurzelstock unter der Erde.
Hauptmerkmale des ätherischen Öls	Hellgelb oder bernsteinfarben mit einem tiefen, warmen, würzigen Aroma.
Chemische Hauptbestandteile des ätherischen Öls	Sesquiterpene, Monoterpene und Alkohole.
Wichtigste therapeutische Eigenschaften des ätherischen Öls	Schmerzlindernd, antiseptisch, aphrodisierend, antibakteriell, entblähend, schleimlösend, verdauungsfördernd.

Anwendung zur Körperpflege	Zu hoch konzentriertes ätherisches Ingweröl in Hautpflegeprodukten kann zu Hautreizungen führen. Mit Vorsicht anwenden.
Gesundheitliche Anwendung	Arthritis, Muskelschmerzen, Müdigkeit, Kreislaufbeschwerden, Rheumatismus, Husten, Blähungen, Durchfall, Verdauungsstörungen, Übelkeit, Nasennebenhöhlenentzündung, Bronchitis, Erkältungen.
Anwendung bei Frauen	Morgenübelkeit.
Anwendung bei Babys und Kindern	Übelkeit, verdauungsfördernd.
Anwendung im Haushalt	Erste-Hilfe-Kasten.
Anwendung auf Reisen	Reiseübelkeit, Unwohlsein, kleinere Magenverstimmungen.
Soziale und saisonale Anwendung	Beruhigende Mixturen, Partys, Feierlichkeiten.
Anwendungsmöglichkeiten	Massageöle, Zerstäuber, Grundlage für Hautpflegeprodukte (Peelings, Lotionen, Cremes, Körperbutter, Balsame), Sprays, Kerzen. Auch als Hydrolat erhältlich.
Warnhinweise	Nur in Maßen verwenden, um Hautirritationen zu vermeiden. Möglicherweise leicht phototoxisch.
Kostenfaktor	€

Italienische Strohblume

Botanischer Name	*Helichrysum italicum*.
Synonyme	Italienische Immortelle, Currykraut, Unsterbliche, Katzenpfötchen, Sonnengold.
Botanische Familie	*Asteraceae*.
Duftnote	Basis.
Harmoniert gut mit	Rosengeranie, Rose, Lavendel, ätherischen Zitrusölen.
Alternative Öle	Lavendel (*Lavandula angustifolia*).
Gewinnungsmethode	Wasserdampfdestillation der frischen Blüten.
Verbreitung der Pflanze	Die Heimat der Italienischen Strohblume ist der Mittelmeerraum sowie Nordafrika. Heute werden die verschiedenen Arten und Unterarten in vielen Ländern angebaut.
Beschreibung der Pflanze	Ein aromatisches Kraut, das eine Wuchshöhe von 60 Zentimetern erreicht. Seine Blüten erinnern mit ihrer hellgelben Farbe an Gänseblümchen, wie alle Arten aus der Familie der *Asteraceae*. Die Blätter der Italienischen Strohblume sind schmal und silbrig.
Hauptmerkmale des ätherischen Öls	Hellgelbe bis rote Farbe und ein reichhaltiges, honigartiges Aroma.
Chemische Hauptbestandteile des ätherischen Öls	Alkohole und Ester.
Wichtigste therapeutische Eigenschaften des ätherischen Öls	Entzündungshemmend, mikrobenhemmend, antiseptisch, adstringierend, narbenbildend, schleimlösend.
Anwendung zur Körperpflege	Trockene Haut, Akne, Hautausschlag, Dermatitis.

Gesundheitliche Anwendung	Entzündungen, Wundheilung, Schnitte, Verbrennungen, Muskelschmerzen, Rheumatismus, Asthma, Bronchitis, Erkältungen, Grippe, Depressionen, Stress.
Anwendung bei Frauen	Hautpflege.
Anwendung bei Babys und Kindern	Schnitte, Wunden.
Anwendung im Haushalt	Erste-Hilfe-Kasten.
Anwendung auf Reisen	Sonnenbrand, Insektenstiche.
Soziale und saisonale Anwendung	Hochzeiten, Partys, Feierlichkeiten.
Anwendungsmöglichkeiten	Massageöle, Zerstäuber, Grundlage für Hautpflegeprodukte (Peelings, Lotionen, Cremes, Körperbutter, Balsame), Grundlage für Parfüme, Sprays, Badeprodukte (Öle, Sprudelbadtabletten, Badepralinen, Salze), Kerzen. Auch als Hydrolat erhältlich.
Warnhinweise	Keine bekannten Kontraindikationen bei gewöhnlicher aromatherapeutischer Anwendung.
Kostenfaktor	€€€

Jasmin

Botanischer Name	*Jasminum officinale L.*
Synonyme	Echter Jasmin, Gewöhnlicher Jasmin.
Botanische Familie	*Oleaceae.*
Duftnote	Basis.
Harmoniert gut mit	Rosengeranie, Sandelholz, Zedernholz, ätherischen Zitrusölen.
Alternative Öle	Neroliöl (*Citrus x aurantium L.*), Muskatellersalbei (*Salvia sclarea L.*), Lavendel (*Lavandula angustifolia*).
Gewinnungsmethode	Mithilfe eines Lösungsmittels wird eine Paste, das Concrète, aus den Blüten gewonnen. Aus dieser wird durch Zusetzen von Alkohol das Jasmin-Absolue herausgefiltert.
Verbreitung der Pflanze	Die Heimat der verschiedenen Jasminarten sind Westasien, Nordindien und China. Es gibt viele unterschiedliche Jasminarten, und manchmal sind zwei Spezies so eng miteinander verwandt, dass sie als ein und dieselbe Unterart betrachtet werden.
Beschreibung der Pflanze	Ein immergrüner Strauch, der eine Wuchs- oder Kletterhöhe oder -länge von bis zu zehn Metern erreicht (abhängig von der Art). Seine aromatischen Blüten sind weiß und sternförmig, die Blätter grün und gefiedert.
Hauptmerkmale des ätherischen Öls	Ein zähflüssiges, dunkelbraunes oder orangefarbenes Absolue mit einem reichhaltigen, berauschenden, blumigen Aroma.
Chemische Hauptbestandteile des ätherischen Öls	Ester und Alkohole.

Wichtigste therapeutische Eigenschaften des ätherischen Öls	Antidepressivum, entzündungshemmend, antiseptisch, aphrodisierend, beruhigend, schleimlösend, uterusstärkend, leicht schmerzlindernd.
Anwendung zur Körperpflege	Trockene Haut, empfindliche Haut.
Gesundheitliche Anwendung	Depressionen, Stress, Husten, Muskelkrämpfe.
Anwendung bei Frauen	Regelschmerzen, Unterstützung und Schmerzlinderung während der Geburtswehen, Dehnungsstreifen, Anregung der Milchproduktion.
Anwendung bei Babys und Kindern	Bei Jasminöl handelt es sich nicht um ein reines ätherisches Öl, sondern um ein Absolue. Daher sind alternative ätherische Öle vorzuziehen.
Anwendung im Haushalt	Schockbehandlung, Unfälle und Todesfälle, Atemregulation.
Anwendung auf Reisen	Schutz bei sensibler Haut.
Soziale und saisonale Anwendung	Hochzeiten, Partys, Feierlichkeiten.
Anwendungsmöglichkeiten	Massageöle, Zerstäuber, Grundlage für Hautpflegeprodukte (Peelings, Lotionen, Cremes, Körperbutter, Balsame), Grundlage für Parfüme, Sprays, Badeprodukte (Öle, Sprudelbadtabletten, Badepralinen, Salze), Kerzen.
Warnhinweise	Keine bekannten Kontraindikationen bei gewöhnlicher aromatherapeutischer Anwendung. Während der Schwangerschaft sollte auf den Gebrauch von Jasminöl verzichtet werden, da dies wehenfördernd wirken kann. Bitte nehmen Sie zur Kenntnis, dass es verschiedene Jasmin-Arten als Absolue zu erwerben gibt, zum Beispiel den Arabischen Jasmin (Jasminum sambac L.)
Kostenfaktor	€€

Kiefer

Botanischer Name	*Pinus sylvestris L.*
Synonyme	Gewöhnliche Kiefer, Gemeine Kiefer, Rotföhre, Weißkiefer, Forche.
Botanische Familie	*Pinaceae.*
Duftnote	Herz.
Harmoniert gut mit	Zypresse, Zedernholz, Wacholder, Lavendel, Zitrone.
Alternative Öle	Weißtanne (*Abies alba*), Gemeiner Wacholder (*Juniperus communis (L.)*), Mittelmeer-Zypresse (*Cupressus sempervirens (L.)*).
Gewinnungsmethode	Destillation der Nadeln.
Verbreitung der Pflanze	Die Heimat der Kiefer sind Europa und Asien. Heute wächst sie in Europa, den Vereinigten Staaten von Amerika und Russland.
Beschreibung der Pflanze	Ein großer, immergrüner Baum, der eine Wuchshöhe von 40 Metern erreicht. Die Krone kann sowohl schmal und kegelförmig als auch breit und schirmförmig ausfallen. Die starren, langen, grünen Nadeln sind paarweise angeordnet. Die Kiefer trägt außerdem braune Zapfen und kann mehrere hundert Jahre alt werden.
Hauptmerkmale des ätherischen Öls	Farblos bis hellgelb. Das Kiefernöl hat ein starkes, trockenes, balsamisches Aroma.
Chemische Hauptbestandteile des ätherischen Öls	Monoterpene.
Wichtigste therapeutische Eigenschaften des ätherischen Öls	Antiseptisch, virenhemmend, antibakteriell, schleimlösend, abschwellend, schmerzlindernd.

Anwendung zur Körperpflege	Hautausschlag, Schuppenflechte.
Gesundheitliche Anwendung	Arthritis, Muskelschmerzen, Asthma, Bronchitis, Schnittwunden, Erkältungen, Stress, Nasennebenhöhlenentzündung.
Anwendung bei Frauen	Nervliche Erschöpfung, mangelnde sexuelle Erregbarkeit.
Anwendung bei Babys und Kindern	Andere ätherische Öle sind vorzuziehen.
Anwendung im Haushalt	Reinigungsmittel.
Anwendung auf Reisen	Atembeschwerden.
Soziale und saisonale Anwendung	Reinigung der Yogamatte, reinigende, winterliche Mixturen.
Anwendungsmöglichkeiten	Massageöle, Zerstäuber, Grundlage für Hautpflegeprodukte (Peelings, Lotionen, Cremes, Körperbutter, Balsame), Sprays, Kerzen. Auch als Hydrolat erhältlich.
Warnhinweise	Meiden Sie ätherisches Kiefernöl, wenn Sie unter Hautallergien leiden.
Kostenfaktor	€

Lavendel

Botanischer Name	*Lavandula angustifolia, Lavandula officinalis, Lavandula vera.*
Synonyme	Echter Lavendel, Schmalblättriger Lavendel.
Botanische Familie	*Lamiaceae.*
Duftnote	Herz.
Harmoniert gut mit	Blumen-, Zitrus- und Gewürzölen.
Alternative Öle	Breitblättriger Lavendel (*Lavandula latifolia*), Lavandin (*Lavandula x intermedia*).
Gewinnungsmethode	Wasserdampfdestillation der Blüten.
Verbreitung der Pflanze	Die Heimat des Lavendels ist der Mittelmeerraum, aber heute ist er fast auf der ganzen Welt verbreitet. Sowohl den französischen als auch den englischen Lavendel-Arten wird nachgesagt, das beste ätherische Öl hervorzubringen.
Beschreibung der Pflanze	Ein immergrünes Kraut, das im Frühling und Sommer bläulich-violette Blüten trägt. Es erreicht eine Wuchshöhe von etwa einem Meter. Die Blüten sitzen an den Spitzen der langen, schmalen Blätter. Der Echte Lavendel wächst nur ab einer Höhe von 600 Metern.
Hauptmerkmale des ätherischen Öls	Das farblose bis hellgelbe Öl hat ein süßes, blumiges Aroma mit einer holzigen Note.
Chemische Hauptbestandteile des ätherischen Öls	Alkohole und Ester. Der prozentuale Anteil variiert abhängig von Art und Chemotyp.
Wichtigste therapeutische Eigenschaften des ätherischen Öls	Schmerzlindernd, antibakteriell, Antidepressivum, pilzhemmend, entzündungshemmend, antiseptisch, narbenbildend, menstruationsfördernd, Insektizid, beruhigend, anregend.

Anwendung zur Körperpflege	Trockene Haut, fettige Haut, Nagelpflege, Hautausschlag, Dermatitis, Akne.
Gesundheitliche Anwendung	Stress, Wunden, Kopfschmerzen, Verbrennungen, Muskelschmerzen, Schlafstörungen, Depressionen.
Anwendung bei Frauen	Schwangerschaft, Dehnungsstreifen, Wehen, rissige Brustwarzen.
Anwendung bei Babys und Kindern	Schlafstörungen, Bauchschmerzen, Hautausschlag, Insektenstiche, Windpocken, Sonnenbrand, Wunden.
Anwendung im Haushalt	Lufterfrischer, Reinigung von Küchen- und Badoberflächen, Mottenabwehr, Duftkissen, Erste-Hilfe-Kasten.
Anwendung auf Reisen	Jetlag (Relaxans), Sonnenbrand, Insektenstiche.
Soziale und saisonale Anwendung	Hochzeiten, Partys.
Anwendungsmöglichkeiten	Massageöle, Zerstäuber, Grundlage für Hautpflegeprodukte (Peelings, Lotionen, Cremes, Körperbutter, Balsame), Grundlage für Parfüme, Sprays, Badeprodukte (Öle, Sprudelbadtabletten, Badepralinen, Salze), Kerzen. Auch als Hydrolat erhältlich.
Warnhinweise	Eines der meistgenutzten ätherischen Öle. Sanft und in der Regel nicht sensibilisierend und nicht reizend.
Kostenfaktor	€

Majoran

Botanischer Name	*Origanum majorana (L.).*
Synonyme	Garten-Majoran, Wurstkraut, Badkraut, Kuttelkraut, Mairan, Dost.
Botanische Familie	*Lamiaceae.*
Duftnote	Herz.
Harmoniert gut mit	Lavendel, Rosengeranie, Zypresse, Eukalyptus, Schwarzem Pfeffer, Zedernholz, ätherischen Zitrusölen auf Orangenbasis.
Alternative Öle	Neroli (*Citrus x aurantium L.*), Damaszenerrose (*Rosa x damascena*), Teebaum (*Melaleuca alternifolia*).
Gewinnungsmethode	Wasserdampfdestillation des getrockneten blühenden Krauts.
Verbreitung der Pflanze	Die Heimat des Majorans sind der Mittelmeerraum und Nordafrika, einschließlich Portugal und Ägypten. Heute wird er in vielen Ländern angebaut, einschließlich der Vereinigten Staaten von Amerika.
Beschreibung der Pflanze	Ein mehrjähriges oder einjähriges Kraut (abhängig vom Klima), das eine Wuchshöhe von 60 Zentimetern erreicht. Es hat grüne, ovale Blätter und kleine weiße Blüten. Die gesamte Pflanze verströmt einen angenehmen Duft.
Hauptmerkmale des ätherischen Öls	Hellgelb bis bernsteinfarben und ein warmes, würziges Aroma mit kampferhaltiger Note.
Chemische Hauptbestandteile des ätherischen Öls	Alkohole und Monoterpene.
Wichtigste therapeutische Eigenschaften des ätherischen Öls	Schmerzlindernd, antiseptisch, virenhemmend, antibakteriell, infektionshemmend, schleimlösend, beruhigend, menstruationsfördernd.

Anwendung zur Körperpflege	Hämatome.
Gesundheitliche Anwendung	Arthritis, Muskelschmerzen, Asthma, Bronchitis, Schlafstörungen, Stress, Depressionen, Kopfschmerzen, Atembeschwerden.
Anwendung bei Frauen	Menstruationsschmerzen, prämenstruelles Syndrom, Ausbleiben der Regelblutung.
Anwendung bei Babys und Kindern	Brustkorbinfektionen.
Anwendung im Haushalt	Lufterfrischer, Reinigungsmittel.
Anwendung auf Reisen	Atembeschwerden, Kopfschmerzen, Schlafstörungen.
Soziale und saisonale Anwendung	Hochzeiten (Kräuter wie Majoran wurden im alten Griechenland und Rom traditionell als Kopfschmuck für die Braut verwendet), romantische Mixturen (Majoran ist eine traditionelle Zutat in Liebestränken).
Anwendungsmöglichkeiten	Massageöle, Zerstäuber, Grundlage für Hautpflegeprodukte (Peelings, Lotionen, Cremes, Körperbutter, Balsame), Sprays, Badeprodukte (Öle, Sprudelbadtabletten, Badepralinen, Salze), Kerzen.
Warnhinweise	In der Schwangerschaft zu vermeiden. Bitte verwechseln Sie nicht den Süßen Majoran (Origanum marjorana) mit dem Echten Dost (Origanum vulgare), der manchmal auch als Majoran bezeichnet wird. Außerdem ist Spanischer Majoran (Thymus mastichina) nicht dasselbe wie Süßer Majoran. Sowohl der Echte Dost als auch der Spanische Majoran unterscheiden sich hinsichtlich ihrer chemischen Zusammensetzung vom Süßen Majoran.
Kostenfaktor	€

Melisse

Botanischer Name	*Melissa officinalis L.*
Synonyme	Zitronenmelisse, Herzkraut, Frauenkraut, Gartenmelisse, Wanzenkraut, Citronella.
Botanische Familie	*Lamiaceae.*
Duftnote	Herz.
Harmoniert gut mit	ätherischen Blüten- und Zitrusölen, vor allem Rose, Rosengeranie, Lavendel, Bergamotte.
Alternative Öle	Zitronengras (*Cymbopogon citratus*), Zitroneneukalyptus (*Corymbia citriodora*).
Gewinnungsmethode	Wasserdampfdestillation der Blätter und Blüten.
Verbreitung der Pflanze	Die Heimat der Melisse ist der Mittelmeerraum, aber heute wächst sie auch in Nordafrika, den Vereinigten Staaten, Großbritannien und in vielen anderen Regionen.
Beschreibung der Pflanze	Ein kleines, mehrjähriges Kraut, das eine Wuchshöhe von 60 Zentimetern erreicht. Es hat grüne, ovale, gezackte Blätter, die einen wohlriechenden Duft verströmen, wenn man an ihnen reibt. Die Melisse hat außerdem kleine weiße Blüten, die Bienen anziehen. Daher hat die Melisse auch ihren Namen, auf Griechisch bedeutet Melissa Honigbiene.
Hauptmerkmale des ätherischen Öls	Gelbe Farbe und ein süßes, frisches Zitronenaroma mit Minznote.
Chemische Hauptbestandteile des ätherischen Öls	Aldehyde.
Wichtigste therapeutische Eigenschaften des ätherischen Öls	Antidepressivum, antibakteriell, beruhigend, uterusstärkend, menstruationsfördernd.

Anwendung zur Körperpflege	Alle Formen der Hautpflege, Hautausschlag.
Gesundheitliche Anwendung	Asthma, Bronchitis, Übelkeit, Angstzustände, Depressionen, Verdauungsstörungen, Migräne.
Anwendung bei Frauen	Menstruationsbeschwerden, Wechseljahresbeschwerden.
Anwendung bei Babys und Kindern	Infektionen.
Anwendung im Haushalt	Lufterfrischer, Schockbehandlung.
Anwendung auf Reisen	Insektenstiche, Insektenspray.
Soziale und saisonale Anwendung	Hochzeiten, Partys, Feierlichkeiten.
Anwendungsmöglichkeiten	Massageöle, Zerstäuber, Grundlage für Hautpflegeprodukte (Peelings, Lotionen, Cremes, Körperbutter, Balsame), Sprays, Kerzen. Auch als Hydrolat erhältlich.
Warnhinweise	In der Schwangerschaft zu vermeiden. Ätherisches Melissenöl kann Hautirritationen hervorrufen, daher nur in Maßen und stark verdünnt anwenden. Aufgrund der hohen Kosten wird ätherisches Melissenöl häufig gepanscht. Achten Sie darauf, dass das Öl nicht mit anderen ätherischen Ölen, zum Beispiel Zitrone (Citrus x limon (L.) Burm. F.) oder Zitronengras (Cymbopogon citratus (DC.) STAPF), die ein starkes Zitrusaroma haben, verdünnt wurde.
Kostenfaktor	€

Mittelmeer-Zypresse

Botanischer Name	*Cupressus sempervirens (L.).*
Synonyme	Säulen-Zypresse, Echte Zypresse, Italienische Zypresse, Trauer-Zypresse.
Botanische Familie	*Cupressaceae.*
Duftnote	Basis.
Harmoniert gut mit	Orange, Lavendel, Römischer Kamille, Rosengeranie, Zitrone, Rose.
Alternative Öle	Gemeiner Wacholder (*Juniperus communis (L.)*), Schwarzer Pfeffer (*Piper nigrum (L.)*).
Gewinnungsmethode	Wasserdampfdestillation der Nadeln und Zweige.
Verbreitung der Pflanze	Die Heimat der Mittelmeer-Zypresse sind der östliche Mittelmeerraum, Iran, Ägypten, Israel, Syrien und andere angrenzende Länder. Sie wächst allerdings unter anderem auch in Frankreich, Italien, Spanien, Portugal und Großbritannien. Weltweit gibt es verschiedene Kultursorten und Spezies.
Beschreibung der Pflanze	Ein immergrüner Baum, der wie ein Kegel geformt ist. Er trägt braune Zapfen, kleine Blüten und ist belaubt. Die Mittelmeer-Zypresse erreicht eine Wuchshöhe von 35 Metern.
Hauptmerkmale des ätherischen Öls	Blassgelbe bis blassgrüne Farbe und ein holziges, erdiges, balsamisches Aroma mit einer würzigen Note.
Chemische Hauptbestandteile des ätherischen Öls	Monoterpene.
Wichtigste therapeutische Eigenschaften des ätherischen Öls	Antiseptisch, adstringierend, abschwellend, antibakteriell.

Anwendung zur Körperpflege	Fettige Haut.
Gesundheitliche Anwendung	Kreislaufbeschwerden, Muskelkrämpfe, Asthma, Bronchitis, Reizbarkeit, Stress.
Anwendung bei Frauen	Wechseljahresbeschwerden, Regelschmerzen, prämenstruelles Syndrom, starke Menstruation, unregelmäßige Periode.
Anwendung bei Babys und Kindern	Hautprobleme bei Jugendlichen, Reizbarkeit.
Anwendung im Haushalt	Reinigungsmittel, Lufterfrischer.
Anwendung auf Reisen	Stress.
Soziale und saisonale Anwendung	Abschwellende Mixturen, winterliche Mixturen, Trauer.
Anwendungsmöglichkeiten	Massageöle, Zerstäuber, Grundlage für Hautpflegeprodukte (Peelings, Lotionen, Cremes, Körperbutter, Balsame), Sprays, Badeprodukte (Öle, Sprudelbadtabletten, Badepralinen, Salze). Auch als Hydrolat erhältlich.
Warnhinweise	Keine bekannten Kontraindikationen bei gewöhnlicher aromatherapeutischer Anwendung.
Kostenfaktor	€

Muskatellersalbei

Botanischer Name	*Salvia sclarea L.*
Synonyme	Muskat-Salbei, Römischer Salbei, Scharlei, Scharlauch.
Botanische Familie	*Lamiaceae.*
Duftnote	Kopf.
Harmoniert gut mit	Lavendel, Rosengeranie, ätherischen Zitrusölen, Atlas-Zeder, Pfefferminze.
Alternative Öle	Echter Lavendel (*Lavandula angustifolia*), Römische Kamille (*Chamaemelum nobile (L.)*).
Gewinnungsmethode	Wasserdampfdestillation der Blüten.
Verbreitung der Pflanze	Die Heimat des Muskatellersalbeis ist Südeuropa. Er kommt heute in der gesamten Mittelmeerregion, den Vereinigten Staaten von Amerika, Großbritannien und vielen anderen Ländern vor.
Beschreibung der Pflanze	Ein mehrjähriges oder zweijähriges Kraut, das eine Wuchshöhe von einem Meter erreicht. Es hat kleine, violette, malven- oder auch rosafarbene Blüten, einen dicken, behaarten Stängel und lange grüne Blätter.
Hauptmerkmale des ätherischen Öls	Blass- oder gelbgrüne Farbe und ein scharfes, krautiges Aroma.
Chemische Hauptbestandteile des ätherischen Öls	Ester und Alkohole.
Wichtigste therapeutische Eigenschaften des ätherischen Öls	Antiseptisch, Antidepressivum, aphrodisierend, antibakteriell, adstringierend, menstruationsfördernd, beruhigend, verdauungsfördernd.
Anwendung zur Körperpflege	Fettige Haut, Akne, reifere Haut, Falten.

Gesundheitliche Anwendung	Muskelschmerzen, Asthma, Depressionen, Stress, Panikattacken, Hämorrhoiden, Blähungen.
Anwendung bei Frauen	Postnatale Depressionen, Regelschmerzen, Wechseljahresbeschwerden, schwache Periode.
Anwendung bei Babys und Kindern	Stimmungsschwankungen in der Pubertät.
Anwendung im Haushalt	Reinigungsmittel, Lufterfrischer.
Anwendung auf Reisen	Leichte Verdauungsbeschwerden.
Soziale und saisonale Anwendung	Hochzeiten, Partys.
Anwendungsmöglichkeiten	Massageöle, Zerstäuber, Grundlage für Hautpflegeprodukte (Reinigungsmittel, Lotionen, Cremes, Butter, Balsame), Sprays, Kerzen. Auch als Hydrolat erhältlich.
Warnhinweise	In der Schwangerschaft zu vermeiden. Nicht in Kombination mit Alkohol verwenden, da es betäubend wirken und die Wirkung des Alkohols verstärken kann.
Kostenfaktor	€

Myrrhe

Botanischer Name	*Commiphora myrrha.*
Synonyme	Myrre, Myrrenstrauch, Myrrenbaum.
Botanische Familie	*Burseraceae.*
Duftnote	Basis.
Harmoniert gut mit	Weihrauch, Süßer Orange, Mandarine, Lavendel, Benzoe, Sandelholz, ätherischen Gewürzölen.
Alternative Öle	Patschuli (*Pogostemon cablin*).
Gewinnungsmethode	Wasserdampfdestillation des Myrrhe-Rohharzes. Durch Flüssigkeitsentzug entsteht ein Myrrhe-Resinoid.
Verbreitung der Pflanze	Die Heimat der Myrrhe sind Südwestasien und Nordostafrika.
Beschreibung der Pflanze	Ein Strauch oder kleiner Baum, der eine Wuchshöhe von zehn Metern erreicht. Er hat knorrige Äste, weiße Blüten und wohlduftende Blätter. Wenn das Gewebe zwischen den Siebröhren in der Baumrinde reißt, bilden sich Hohlräume. Diese füllen sich mit einem rohen Myrrhesekret, das von allein aus der Rinde austritt oder wenn die Rinde angeschnitten wird. Die ursprüngliche Substanz ist flüssig, aber sie erhärtet zu einer rotbraunen, spröden Masse.
Hauptmerkmale des ätherischen Öls	Gelbe Farbe und ein balsamisches, medizinisches Aroma. Das Resinoid ist rotbraun und hat ein würziges, balsamisches Aroma. Bei Raumtemperatur ist es fest.
Chemische Hauptbestandteile des ätherischen Öls	Alkohole und Sesquiterpene.

Wichtigste therapeutische Eigenschaften des ätherischen Öls	Antiseptisch, entzündungshemmend, antimikrobiell, pilzhemmend, adstringierend, narbenbildend, menstruationsfördernd, schleimlösend, beruhigend.
Anwendung zur Körperpflege	Rissige Haut, reifere Haut, Falten, Hautausschlag.
Gesundheitliche Anwendung	Arthritis, Wunden, Asthma, Husten, Erkältungen, Blähungen, Hämorrhoiden, Fußpilz.
Anwendung bei Frauen	Ausbleiben der Regelblutung.
Anwendung bei Babys und Kindern	Hautpflege.
Anwendung im Haushalt	Lufterfrischer.
Anwendung auf Reisen	Wunden, Hautpflege.
Soziale und saisonale Anwendung	Hochzeiten, Partys und Feierlichkeiten, entspannende Mixturen, weihnachtliche Mixturen.
Anwendungsmöglichkeiten	Massageöle, Zerstäuber, Grundlage für Hautpflegeprodukte (Peelings, Lotionen, Cremes, Körperbutter, Balsame), Grundlage für Parfüme, Sprays, Badeprodukte (Öle, Sprudelbadtabletten, Badepralinen, Salze), Kerzen. Auch als Hydrolat erhältlich.
Warnhinweise	In der Schwangerschaft zu vermeiden.
Kostenfaktor	€

Myrte

Botanischer Name	*Myrtus communis (L.).*
Synonyme	Brautmyrte, Gemeine Myrte.
Botanische Familie	*Myrtaceae.*
Duftnote	Kopf bis Herz.
Harmoniert gut mit	Eukalyptus, Lavendel, Zedernholz, Kiefer, ätherischen Gewürzölen.
Alternative Öle	Niaulibaum (*Melaleuca viridiflora*), Eukalyptus Smithii (*Eucalyptus smithii*), Breitblättriger Lavendel (*Lavandula latifolia*).
Gewinnungsmethode	Wasserdampfdestillation der Blätter und Zweige.
Verbreitung der Pflanze	Die Heimat der Myrte ist Nordafrika. Heute wächst sie wild auch in Europa.
Beschreibung der Pflanze	Ein großer Busch oder kleiner Baum, der artenabhängig eine Wuchshöhe von vier bis fünf Metern erreicht. Seine Rinde ist rotbraun und die Blätter verströmen einen aromatischen Duft. Nach den Blüten bilden sich schwarze Beeren.
Hauptmerkmale des ätherischen Öls	Blassgelbe Farbe und ein frisches, kampferhaltiges Aroma mit einer leichten holzig-würzigen Note. Dem Aroma des Eukalyptus nicht unähnlich, aber ein stärkerer holzig-würziger Einschlag.
Chemische Hauptbestandteile des ätherischen Öls	Oxide, Alkohole und Monoterpene.
Wichtigste therapeutische Eigenschaften des ätherischen Öls	Antiseptisch, adstringierend, antibakteriell, schleimlösend, balsamisch, immunstimulierend.
Anwendung zur Körperpflege	Fettige Haut, Akne.

Gesundheitliche Anwendung	Asthma, Bronchitis, Erkältungen, Grippe, Hämorrhoiden, Rheumatismus, Arthritis.
Anwendung bei Frauen	Hautpflege.
Anwendung bei Babys und Kindern	Andere ätherische Öle sind dem Myrtenöl vorzuziehen.
Anwendung im Haushalt	Lufterfrischer.
Anwendung auf Reisen	Andere ätherische Öle sind dem Myrtenöl vorzuziehen.
Soziale und saisonale Anwendung	Reinigende Mixturen.
Anwendungsmöglichkeiten	Massageöle, Zerstäuber, Grundlage für Hautpflegeprodukte (Peelings, Lotionen, Cremes, Körperbutter, Balsame), Sprays, Kerzen. Auch als Hydrolat erhältlich.
Warnhinweise	Keine bekannten Kontraindikationen bei gewöhnlicher aromatherapeutischer Anwendung.
Kostenfaktor	€

Neroli

Botanischer Name	*Citrus x aurantium L.*
Synonyme	Orangenblüte, Bitterorangenblüte, Pomeranzenblüte, Sevilla-Orange, Saure Orange.
Botanische Familie	*Rutaceae.*
Duftnote	Basis.
Harmoniert gut mit	Süßer Orange, Lavendel, Rosengeranie, Muskatellersalbei, Rose, ätherischen Zitrusölen.
Alternative Öle	Petitgrain (*Citrus x aurantium L.*), Petitgrain sur Fleurs / Petitgrain Neroli (eine destillierte Mischung aus ätherischem Neroliöl und Bitterorangenöl).
Gewinnungsmethode	Wasserdampfdestillation der frischen Blüten. Durch Flüssigkeitsentzug kann auch ein Absolue hergestellt werden.
Verbreitung der Pflanze	Die Heimat des Bitterorangenbaums ist Ostasien. Heute wächst er in der Mittelmeerregion, den Vereinigten Staaten von Amerika und Nordafrika.
Beschreibung der Pflanze	Ein immergrüner Baum, der eine Wuchshöhe von zehn Metern erreicht. Er hat glänzende, grüne Blätter. Die weißen Blüten verströmen einen aromatischen Duft. Ätherisches Neroliöl wird aus dem Bitterorangenbaum gewonnen, aus dem auch das Petitgrainöl und das Bitterorangenöl stammen, ersteres aus den Blättern, zweiteres aus den Früchten.
Hauptmerkmale des ätherischen Öls	Hellgelbe Farbe und ein volles, berauschendes, blumiges Aroma mit einer Zitrus-Orangen-Note.
Chemische Hauptbestandteile des ätherischen Öls	Alkohole, Monoterpene und Ester.

Wichtigste therapeutische Eigenschaften des ätherischen Öls	Antiseptisch, Antidepressivum, aphrodisierend, antibakteriell, verdauungsfördernd, beruhigend.
Anwendung zur Körperpflege	Empfindliche Haut, reifere Haut, Falten.
Gesundheitliche Anwendung	Angstzustände, Stress, Depressionen, Müdigkeit, Schlafstörungen, Hämorrhoiden, Blähungen, senkt den Blutdruck, Kreislaufbeschwerden.
Anwendung bei Frauen	Prämenstruelles Syndrom, Wechseljahresbeschwerden, Krampfadern.
Anwendung bei Babys und Kindern	Sanft bei der Hautpflege und Angstzuständen.
Anwendung im Haushalt	Schockbehandlung.
Anwendung auf Reisen	Müdigkeit, Hautpflege, Stress.
Soziale und saisonale Anwendung	Hochzeiten (in Europa wurden früher kleine Nerolizweige in Brautkränze eingeflochten, um die Braut am Hochzeitstag zu beruhigen), Partys, Feierlichkeiten, romantische Mixturen.
Anwendungsmöglichkeiten	Massageöle, Zerstäuber, Grundlage für Hautpflegeprodukte (Peelings, Lotionen, Cremes, Körperbutter, Balsame), Grundlage für Parfüme, Sprays, Badeprodukte (Öle, Sprudelbadtabletten, Badepralinen, Salze), Kerzen. Auch als Hydrolat erhältlich.
Warnhinweise	Keine bekannten Kontraindikationen bei gewöhnlicher aromatherapeutischer Anwendung. Die Blüten des Orangenbaums (Citrus x sinensis (L.) OSBECK) werden ebenfalls destilliert und als ätherisches Neroliöl (Neroli petalae) verkauft. Dieses Öl ist allerdings von schlechterer Qualität als echtes ätherisches Neroliöl, das aus den Blüten des Bitterorangenbaums hergestellt wird.
Kostenfaktor	€€€

Orange

Botanischer Name	*Citrus x sinensis (L.).*
Synonyme	Süße Orange, Süßorange, Apfelsine.
Botanische Familie	*Rutaceae.*
Duftnote	Kopf.
Harmoniert gut mit	Neroli, Lavendel, Rose, Ingwer, Gewürznelke, Zypresse, Zedernholz, Weihrauch, Myrrhe, ätherischen Gewürzölen.
Alternative Öle	Bitterorange (*Citrus x aurantium L.*), Mandarine (*Citrus reticulata*), Grapefruit (*Citrus paradisi*).
Gewinnungsmethode	Kaltpressung oder Wasserdampfdestillation der frischen Schale.
Verbreitung der Pflanze	Die Heimat der Orange ist China, aber heute wächst sie in vielen Ländern auf der ganzen Welt, einschließlich des Mittelmeerraums, der Vereinigten Staaten von Amerika (Kalifornien und Florida) und Brasiliens.
Beschreibung der Pflanze	Ein immergrüner Baum, der äußerlich dem Bitterorangenbaum gleicht, aber empfindlicher gegenüber kalten Temperaturen ist. Er hat dunkelgrüne Blätter und wenige Dornen. Die orangefarbenen Früchte sind größer und heller als die Bitterorangen.
Hauptmerkmale des ätherischen Öls	Gelb-bernsteinfarben oder orangefarbener Ton und ein leichtes, frisches, fruchtiges Aroma.
Chemische Hauptbestandteile des ätherischen Öls	Monoterpene.
Wichtigste therapeutische Eigenschaften des ätherischen Öls	Antidepressivum, entzündungshemmend, antiseptisch, antibakteriell, verdauungsfördernd, beruhigend.

Anwendung zur Körperpflege	Fettige Haut.
Gesundheitliche Anwendung	Verstopfung, Durchfall, Verdauungsbeschwerden, Erkältungen, Grippe, Stress.
Anwendung bei Frauen	Krampfadern.
Anwendung bei Babys und Kindern	Verdauungsbeschwerden, Reiseübelkeit. Ein „glückliches" Öl für Kinder.
Anwendung im Haushalt	Lufterfrischer.
Anwendung auf Reisen	Reiseübelkeit, leichtere Verdauungsbeschwerden.
Soziale und saisonale Anwendung	Wird in konversationsanregenden Mixturen für gesellschaftliches Miteinander auf Partys und bei Feierlichkeiten verwendet; stimmungshebend bei der Arbeit.
Anwendungsmöglichkeiten	Massageöle, Zerstäuber, Grundlage für Hautpflegeprodukte (Peelings, Lotionen, Cremes, Körperbutter, Balsame), Sprays, Badeprodukte (Öle, Sprudelbadtabletten, Badepralinen, Salze), Kerzen.
Warnhinweise	Keine bekannten Kontraindikationen bei gewöhnlicher aromatherapeutischer Anwendung. Anders als gepresstes ätherisches Orangenöl ist destilliertes Orangenöl phototoxisch. Destilliertes ätherisches Orangenöl oxidiert schnell. Einige Menschen reagieren mit Hautirritationen auf ätherisches Orangenöl.
Kostenfaktor	€

Patschuli

Botanischer Name	*Pogostemon cablin.*
Synonyme	Patchouli, Patchouly, Patchuli.
Botanische Familie	*Lamiaceae.*
Duftnote	Basis.
Harmoniert gut mit	Süßer Orange, Lavendel, Rose, Neroli, Rosengeranie, den meisten ätherischen Gewürzölen und Ölen mit Basisnote.
Alternative Öle	Myrrhe (*Commiphora myrrha*).
Gewinnungsmethode	Wasserdampfdestillation der getrockneten (fermentierten) Blätter.
Verbreitung der Pflanze	Das Patschuli ist in Indonesien und auf den Philippinen beheimatet. Heute wird es in Ländern und Kontinenten mit ähnlichen klimatischen Bedingungen angebaut, zum Beispiel in Südamerika.
Beschreibung der Pflanze	Ein mehrjähriges Kraut, das eine Wuchshöhe von etwa einem Meter erreicht. Es hat große, wohlduftende Blätter mit weiß-lila Blüten.
Hauptmerkmale des ätherischen Öls	Bernstein- oder orangefarben und von einer dickflüssigen, zähen Konsistenz. Es hat ein reichhaltiges, übersüßes, erdiges Aroma, das besser wird, je älter das Öl ist.
Chemische Hauptbestandteile des ätherischen Öls	Sesquiterpene und Alkohole.
Wichtigste therapeutische Eigenschaften des ätherischen Öls	Entzündungshemmend, antimikrobiell, antiseptisch, virenhemmend, aphrodisierend, adstringierend, narbenbildend, ausgleichend und beruhigend.
Anwendung zur Körperpflege	Rissige Haut, fettige Haut, Akne, Falten, Hautausschlag, Dermatitis.
Gesundheitliche Anwendung	Wunden, Stress, Haarpflege, Depressionen, Hämorrhoiden.

Anwendung bei Frauen	Krampfadern.
Anwendung bei Babys und Kindern	Hautpflege.
Anwendung im Haushalt	Im Haushalt sind andere ätherische Öle vorzuziehen.
Anwendung auf Reisen	Insektenspray.
Soziale und saisonale Anwendung	Yoga, Hochzeiten, Partys.
Anwendungsmöglichkeiten	Massageöle, Zerstäuber, Grundlage für Hautpflegeprodukte (Peelings, Lotionen, Cremes, Körperbutter, Balsame), Grundlage für Parfüme, Sprays, Badeprodukte (Öle, Sprudelbadtabletten, Badepralinen, Salze), Kerzen. Auch als Hydrolat erhältlich.
Warnhinweise	Keine bekannten Kontraindikationen bei gewöhnlicher aromatherapeutischer Anwendung.
Kostenfaktor	€

Petitgrain

Botanischer Name	*Citrus x aurantium L.*
Synonyme	Pomeranze, Sevilla-Orange, Saure Orange.
Botanische Familie	*Rutaceae.*
Duftnote	Kopf.
Harmoniert gut mit	Lavendel, Muskatnuss, Rosengeranie, Muskatellersalbei, Gewürznelke, anderen Zitrus-Orangen-Ölen.
Alternative Öle	Neroli (*Citrus x aurantium L.*), Bergamotte (*Citrus bergamia*), Petitgrain sur Fleurs / Petitgrain Neroli (eine destillierte Mischung aus ätherischem Neroliöl und Bitterorangenöl).
Gewinnungsmethode	Wasserdampfdestillation der Blätter (und Zweige).
Verbreitung der Pflanze	Die Heimat des Bitterorangenbaumes sind China und Indien. Das ätherische Öl wird hauptsächlich in Frankreich und Paraguay destilliert.
Beschreibung der Pflanze	Ein immergrüner Baum, der eine Wuchshöhe von zehn Metern erreicht. Er hat glänzende, grüne Blätter. Die weißen Blüten verströmen einen aromatischen Duft. Ätherisches Petitgrainöl wird aus den Blättern des Bitterorangenbaumes destilliert, aus dem auch das Neroliöl und das Bitterorangenöl stammen, ersteres aus den Blüten, letzteres aus den Früchten.
Hauptmerkmale des ätherischen Öls	Hellgelbe Farbe und ein frisches, dezent blumiges Zitrusaroma.
Chemische Hauptbestandteile des ätherischen Öls	Ester und Alkohole.

Wichtigste therapeutische Eigenschaften des ätherischen Öls	Antiseptisch, verdauungsfördernd, antibakteriell, entzündungshemmend, beruhigend.
Anwendung zur Körperpflege	Fettige Haut, Akne.
Gesundheitliche Anwendung	Blähungen, stressbedingte Verdauungsstörungen, Depressionen, Stress, Angstzustände, Atembeschwerden.
Anwendung bei Frauen	Panikattacken, Depressionen.
Anwendung bei Babys und Kindern	Hautprobleme.
Anwendung im Haushalt	Lufterfrischer.
Anwendung auf Reisen	Hautpflege, stressbedingte Probleme.
Soziale und saisonale Anwendung	Erbauliche Mixturen.
Anwendungsmöglichkeiten	Massageöle, Zerstäuber, Grundlage für Hautpflegeprodukte (Peelings, Lotionen, Cremes, Körperbutter, Balsame), Sprays, Badeprodukte (Öle, Sprudelbadtabletten, Badepralinen, Salze), Kerzen. Traditionell in Eau de Cologne enthalten.
Warnhinweise	Keine bekannten Kontraindikationen bei gewöhnlicher aromatherapeutischer Anwendung.
Kostenfaktor	€

Pfefferminze

Botanischer Name	*Mentha x piperita (L.).*
Synonyme	Minze, Minzblatt, Echte Pfefferminze, Katzenkraut, Englische Minze.
Botanische Familie	*Lamiaceae.*
Duftnote	Kopf.
Harmoniert gut mit	Benzoe, Lavendel, Zitrone, ätherischen Minzölen, den meisten Ölen aus Pflanzen der Lamiaceae-Familie.
Alternative Öle	Grüne Minze (*Mentha spicata L.*).
Gewinnungsmethode	Wasserdampfdestillation des blühenden Krauts.
Verbreitung der Pflanze	Man glaubt, dass die Pfefferminze eine Kreuzung der Pflanzen Grüne Minze (*Mentha spicata L.*) und Bachminze (*Mentha aquatica L.*) ist. Es gibt widersprüchliche Ansichten dazu, ob die Pfefferminzart, die schon von den alten Ägyptern und Griechen verwendet wurde, die gleiche Pflanze war, wie wir sie heute kennen. Die moderne Pfefferminze stammt aus Europa, wird aber in vielen Ländern auf der ganzen Welt angebaut.
Beschreibung der Pflanze	Ein kleines, mehrjähriges Kraut, das eine Wuchshöhe von etwa einem Meter erreicht. Es hat gesägte, aromatisch duftende, dunkelgrüne Blätter und große lilafarbene Blütenähren.
Hauptmerkmale des ätherischen Öls	Hellgelbe oder hellgrüne Farbe und ein starkes Minzaroma.
Chemische Hauptbestandteile des ätherischen Öls	Alkohole (Menthol) und Ketone.

Wichtigste therapeutische Eigenschaften des ätherischen Öls	Schmerzlindernd, entzündungshemmend, antiseptisch, virenhemmend, adstringierend, schleimlösend, menstruationsfördernd, verdauungsfördernd.
Anwendung zur Körperpflege	Akne, Dermatitis.
Gesundheitliche Anwendung	Muskelschmerzen, Migräne, Asthma, Bronchitis, Erkältungen, Grippe, Konzentrationsschwierigkeiten, Stress, Übelkeit, Nasennebenhöhlenentzündung, Verstopfung.
Anwendung bei Frauen	Menstruationsbeschwerden, unterstützt bei der Geburt.
Anwendung bei Babys und Kindern	Nicht bei oder in der Nähe von Kindern und Babys verwenden.
Anwendung im Haushalt	Schockbehandlung, Reinigungsmittel, Erste-Hilfe-Kasten.
Anwendung auf Reisen	Reiseübelkeit, kleinere Verdauungsbeschwerden.
Soziale und saisonale Anwendung	Erhöht die Konzentrationsfähigkeit beim Lernen und Arbeiten; wird in konversationsanregenden Mixturen für gesellschaftliches Miteinander auf Partys verwendet.
Anwendungsmöglichkeiten	Massageöle, Zerstäuber, Grundlage für Hautpflegeprodukte (Peelings, Lotionen, Cremes, Körperbutter, Balsame), Sprays, Badeprodukte (Öle, Sprudelbadtabletten, Badepralinen, Salze), Kerzen. Auch als Hydrolat erhältlich.
Warnhinweise	Ätherisches Pfefferminzöl enthält einen großen Anteil an Menthol und Menthon und kann daher zu Hautirritationen führen. Aus demselben Grund ist es ratsam, ätherisches Pfefferminzöl außerhalb der Reichweite von Kindern und Babys aufzubewahren. Während der Schwangerschaft zu vermeiden, da es geburtsfördernd wirken kann. Nur in Maßen anwenden.
Kostenfaktor	€

Römische Kamille

Botanischer Name	*Chamaemelum nobile (L.)*.
Synonyme	Anthemis nobilis L., Englische Rasenkamille, Römische Rasenkamille, Kamille.
Botanische Familie	*Asteraceae*.
Duftnote	Herz.
Harmoniert gut mit	Lavendel, Neroliöl, Zypresse.
Alternative Öle	Echte Kamille (*Matricaria recutica L.*).
Gewinnungsmethode	Wasserdampfdestillation der Blüten.
Verbreitung der Pflanze	Die Heimat der Römischen Kamille ist Südeuropa. Heute wird sie aber auch in den Vereinigten Staaten von Amerika, Großbritannien, Frankreich und Italien angebaut.
Beschreibung der Pflanze	Ein kleines, mehrjähriges Kraut, das mit seinen weißen Blüten einem Gänseblümchen sehr ähnlich sieht. Es hat gefiederte Blätter.
Hauptmerkmale des ätherischen Öls	Blassgelbe Farbe (mit einem Stich ins Blaue). Je älter das Öl, desto gelber wird es. Sein botanischer Verwandter, das Öl der Echten Kamille (*Matricaria recutica L.*), ist tintenblau. Sein süßes Aroma erinnert an den Duft von Äpfeln.
Chemische Hauptbestandteile des ätherischen Öls	Ester.
Wichtigste therapeutische Eigenschaften des ätherischen Öls	Schmerzlindernd, antiseptisch, antibakteriell, entzündungshemmend, beruhigend, menstruationsfördernd.
Anwendung zur Körperpflege	Fettige Haut, trockene Haut, Hautausschlag, Dermatitis, Akne.

Gesundheitliche Anwendung	Arthritis, Muskelschmerzen, Zahnschmerzen, Schlafstörungen, Stress, Kopfschmerzen, Rückenschmerzen.
Anwendung bei Frauen	Wechseljahresbeschwerden, rissige Brustwarzen, Regelschmerzen.
Anwendung bei Babys und Kindern	Hautausschlag, Zahnen, Schlafstörungen.
Anwendung im Haushalt	Schockbehandlung, Erste-Hilfe-Kasten.
Anwendung auf Reisen	Hautpflege, Insektenstiche.
Soziale und saisonale Anwendung	Beruhigende Mixtur.
Anwendungsmöglichkeiten	Massageöle, Zerstäuber, Grundlage für Hautpflegeprodukte (Peelings, Lotionen, Cremes, Körperbutter, Balsame), Sprays, Badeprodukte (Öle, Sprudelbadtabletten, Badepralinen, Salze), Kerzen. Auch als Hydrolat erhältlich.
Warnhinweise	Kann unter Umständen Sensibilität hervorrufen. Nicht mit der Marokkanischen Kamille (Ormenis multicaulis) zu verwechseln, die trotz entfernter Verwandtschaft mit der Römischen und der Echten Kamille eine andere chemische Zusammensetzung hat.
Kostenfaktor	€

Authentische Aromatherapie

Rosengeranie

Botanischer Name	*Pelargonium graveolens.*
Synonyme	Duftpelargonie, Duftgeranie, Geranium.
Botanische Familie	*Geraniaceae.*
Duftnote	Herz.
Harmoniert gut mit	Rose, Lavendel, Patschuli, Blütenölen, Zitrusölen, ätherischen Ölen mit Basisnote, wie zum Beispiel Sandelholz oder Atlas-Zeder.
Alternative Öle	Damaszenerrose (*Rosa x damascena*), Muskatellersalbei (*Salvia sclarea L.*), Lavendel (*Lavandula angustifolia.*)
Gewinnungsmethode	Wasserdampfdestillation der Blätter und Blüten.
Verbreitung der Pflanze	Die Heimat der Rosengeranie ist Südafrika, aber heute wird sie unter passenden klimatischen Bedingungen weltweit angebaut. La Réunion, Frankreich und Ägypten sind beliebte Anbaugebiete für die Produktion des ätherischen Öls.
Beschreibung der Pflanze	Eine immergrüne, mehrjährige Pflanze, die eine Wuchshöhe von bis zu einem Meter erreicht. Sowohl die Blätter als auch die Blüten verströmen einen aromatischen Duft. Es gibt hunderte verschiedene Pelargonien-Arten aber man geht davon aus, dass die ursprüngliche Farbe der Pelargonium-Blüten rosa war.
Hauptmerkmale des ätherischen Öls	Gelbgrüne Farbe, abhängig vom Anbaugebiet und der Pflanzenart. Es hat ein süßes, rosenähnliches Aroma, das aber nicht so berauschend ist wie der Rosenduft.
Chemische Hauptbestandteile des ätherischen Öls	Alkohole und Ester.

Wichtigste therapeutische Eigenschaften des ätherischen Öls	Entzündungshemmend, antiseptisch, antibakteriell, virenhemmend, adstringierend, abschwellend, beruhigend, schmerzlindernd, ausgleichend.
Anwendung zur Körperpflege	Reifere Haut, fettige Haut, Dermatitis, Hautausschlag, Akne.
Gesundheitliche Anwendung	Stress, Kreislaufbeschwerden, Angstzustände, Hämorrhoiden, Rheumatismus.
Anwendung bei Frauen	Menstruationsbeschwerden, Wechseljahresbeschwerden, hormonregulierend, verstopfte Milchkanäle, prämenstruelles Syndrom.
Anwendung bei Babys und Kindern	Akne bei Jugendlichen. Anstelle von Rosenöl bei Babys verwenden.
Anwendung im Haushalt	Erste-Hilfe-Kasten.
Anwendung auf Reisen	Jetlag, Insektenstiche.
Soziale und saisonale Anwendung	Hochzeiten, Partys, Feierlichkeiten.
Anwendungsmöglichkeiten	Massageöle, Zerstäuber, Grundlage für Hautpflegeprodukte (Peelings, Lotionen, Cremes, Körperbutter, Balsame), Grundlage für Parfüme, Sprays, Badeprodukte (Öle, Sprudelbadtabletten, Badepralinen, Salze), Kerzen. Auch als Hydrolat erhältlich.
Warnhinweise	Keine bekannten Kontraindikationen bei gewöhnlicher aromatherapeutischer Anwendung. Einige Pelargonien-Arten (zum Beispiel Bourbon) können Hautreizungen hervorrufen.
Kostenfaktor	€

Rosmarin

Botanischer Name	*Rosmarinus officinalis (L.).*
Synonyme	Rosmarie, Antonkraut, Brautkleid, Brautkraut, Kranzenkraut, Weihrauchkraut, Hochzeitsbleaml, Kid, Meertau, Meerthau.
Botanische Familie	*Lamiaceae.*
Duftnote	Herz.
Harmoniert gut mit	Lavendel, Thymian, Pfefferminze, anderen Angehörigen der Lamiaceae-Familie, ätherischen Ölen mit Gewürznote.
Alternative Öle	Echter Salbei (*Salvia officinalis L.*).
Gewinnungsmethode	Wasserdampfdestillation der frischen, blühenden Kelche.
Verbreitung der Pflanze	Die Heimat des Rosmarins ist der Mittelmeerraum. Heute wird er in vielen Ländern angebaut, einschließlich Großbritanniens und der Vereinigten Staaten von Amerika.
Beschreibung der Pflanze	Ein kleines Kraut beziehungsweise ein kleiner Strauch, der eine Wuchshöhe von 180 Zentimetern erreicht. Seine spitzen, nadelförmigen Blätter sind silbrig-grün und seine blassblauen Blüten duften aromatisch.
Hauptmerkmale des ätherischen Öls	Hellgelbe Farbe und ein frisches, kampferhaltiges Aroma mit einer leichten Minznote. Ätherisches Rosmarinöl ist in verschiedenen Chemotypen erhältlich. Die drei Haupttypen sind Rosmarin Borneon (Kampfer), Rosmarin Verbenon und Rosmarin Cineol. Die drei Chemotypen unterscheiden sich leicht hinsichtlich ihrer therapeutischen Eigenschaften, die von dem jeweiligen dominanten chemischen Hauptbestandteil abhängen.
Chemische Hauptbestandteile des ätherischen Öls	Monoterpene, Oxide und Ketone.

Wichtigste therapeutische Eigenschaften des ätherischen Öls	Schmerzlindernd, antiseptisch, entzündungshemmend, antibakteriell, adstringierend, abschwellend, menstruationsfördernd, schleimlösend.
Anwendung zur Körperpflege	Akne, Dermatitis, Hautausschlag.
Gesundheitliche Anwendung	Muskelschmerzen, Kreislaufbeschwerden, Arthritis, Rheumatismus, Asthma, Nasennebenhöhlenentzündung, mentale Erschöpfung, Gedächtnisstimulation, Husten und Erkältungen.
Anwendung bei Frauen	Wassereinlagerungen, Cellulite, Ausbleiben der Regelblutung.
Anwendung bei Babys und Kindern	Haarläuse (stark verdünnt mit ätherischem Teebaumöl und einer Shampoo-Grundlage). Nicht an Babys verwenden.
Anwendung im Haushalt	Lufterfrischer, Reinigungsmittel.
Anwendung auf Reisen	Ziehen Sie ein anderes ätherisches Öl vor.
Soziale und saisonale Anwendung	Stimmungshebend im Büro, leistungssteigernd, gedächtnisfördernd. Erhöht die Merkfähigkeit beim Lernen. Anwendung bei Hochzeiten.
Anwendungsmöglichkeiten	Massageöle, Zerstäuber, Grundlage für Hautpflegeprodukte (Peelings, Lotionen, Cremes, Körperbutter, Balsame), Grundlage für Parfüme, Sprays, Badeprodukte (Öle, Sprudelbadtabletten, Badepralinen, Salze), Kerzen. Auch als Hydrolat erhältlich.
Warnhinweise	Kontraindiziert für die Anwendung bei Bluthochdruck. Vom Gebrauch während der Schwangerschaft und bei Epilepsiepatienten wird dringend abgeraten. Nur verdünnt anwenden.
Kostenfaktor	€

Sandelholzbaum

Botanischer Name	*Santalum album (L.).*
Synonyme	Balsampappel, Santelholz, Santalholz. Nicht mit dem Balsambaum (Amyris balsamifera L.) verwechseln, aus dem Westindisches Sandelholzöl gewonnen wird.
Botanische Familie	*Santalaceae.*
Duftnote	Basis.
Harmoniert gut mit	Gewürznelke, Myrrhe, Lavendel, Bergamotte, Ylang-Ylang, Rose, Vetiver.
Alternative Öle	Sandelöl (*Santalum austrocaledonicum*), Patschuli (*Pogostemon cablin*).
Gewinnungsmethode	Wasserdampfdestillation des Kernholzes.
Verbreitung der Pflanze	Die Heimat des Sandelholzbaums sind die asiatischen Tropen. Traditionell wird ätherisches Sandelholzöl in der Mysore-Region in Indien hergestellt. Auf der Roten Liste gefährdeter Arten der *IUCN* (2012.2) wurde die Art *Santalum album (L.)* als gefährdet aufgeführt. Daraufhin suchten viele Aromatherapeuten nach Alternativen, wie etwa *Santalum austrocaledonicum*, das in Neukaledonien wächst und in seiner chemischen Zusammensetzung *Santalum album (L.)* gleicht.
Beschreibung der Pflanze	Ein immergrüner Baum, der eine Wuchshöhe von etwa neun Metern erreicht. Er hat kleine, rosafarbene Blüten, eine graubraune Rinde und grüne, ledrige Blätter. Das ätherische Öl wird erst aus dem ausgewachsenen, mindestens dreißig Jahre alten Baum gewonnen.
Hauptmerkmale des ätherischen Öls	Gelbbraune Farbe, ein tiefes, balsamisch-holziges Aroma und eine zähflüssige Konsistenz.
Chemische Hauptbestandteile des ätherischen Öls	Alkohole.

Wichtigste therapeutische Eigenschaften des ätherischen Öls	Antidepressivum, aphrodisierend, antibakteriell, abschwellend, beruhigend, infektionshemmend, sexuelles Stärkungsmittel.
Anwendung zur Körperpflege	Trockene und rissige Haut, Akne, feuchtigkeitsspendend.
Gesundheitliche Anwendung	Depressionen, Schlafstörungen, Stress, Ischiasbeschwerden, Bronchitis, Husten.
Anwendung bei Frauen	Krampfadern.
Anwendung bei Babys und Kindern	Hautpflege.
Anwendung im Haushalt	Trauerfälle.
Anwendung auf Reisen	Sonnenbrand.
Soziale und saisonale Anwendung	Yogaübungen, Meditation, Hochzeiten, romantische Partys und Feierlichkeiten.
Anwendungsmöglichkeiten	Massageöle, Zerstäuber, Grundlage für Hautpflegeprodukte (Peelings, Lotionen, Cremes, Körperbutter, Balsame), Grundlage für Parfüme, Sprays, Badeprodukte (Öle, Sprudelbadtabletten, Badepralinen, Salze), Kerzen. Auch als Hydrolat erhältlich.
Warnhinweise	Keine bekannten Kontraindikationen bei gewöhnlicher aromatherapeutischer Anwendung. Als alternative ätherische Sandelholzöle gelten, zusätzlich zu den bereits erwähnten, das Königliche Hawaiianische Sandelholz (Santalum paniculatum) und das Australische Sandelholz (Santalum spicta). Holen Sie sich vor dem Gebrauch aktuelle Informationen über diese Alternativen ein.
Kostenfaktor	€€€

Schwarzer Pfeffer

Botanischer Name	*Piper nigrum (L.)*.
Synonyme	Pfeffer, Pfefferstrauch, Echter Pfeffer.
Botanische Familie	*Piperaceae*.
Duftnote	Herz.
Harmoniert gut mit	Süßer Orange, Gewürznelke, Zimt, Lavendel, Weihrauch, Zitrone.
Alternative Öle	Wacholder (*Juniperus communis (L.)*), Muskatnuss (*Myristica fragrans*), Gemeine Schafgarbe (*Achillea millefolium (L.)*).
Gewinnungsmethode	Wasserdampfdestillation der getrockneten, zerstoßenen Pfefferkörner / -beeren.
Verbreitung der Pflanze	Die Heimat des Schwarzen Pfeffers sind Indien und China. Heute wird er auch in Malaysia, Indonesien und anderen Regionen mit ähnlichen klimatischen Bedingungen angebaut.
Beschreibung der Pflanze	Eine mehrjährige, hölzerne Kletterpflanze mit herzförmigen Blättern und kleinen weißen Blüten. Sie erreicht eine Wuchslänge zwischen fünf und sechs Metern. Die kleinen, roten Beeren werden während des Reifungsprozesses schwarz.
Hauptmerkmale des ätherischen Öls	Weiße bis hellgrüne Farbe und ein warmes, holziges, würziges Aroma.
Chemische Hauptbestandteile des ätherischen Öls	Monoterpene und Sesquiterpene.
Wichtigste therapeutische Eigenschaften des ätherischen Öls	Schmerzlindernd, antiseptisch, verdauungsfördernd, schleimlösend, aphrodisierend, antibakteriell.

Anwendung zur Körperpflege	Frostbeulen.
Gesundheitliche Anwendung	Bronchitis, Rheumatismus, Arthritis, Muskelschmerzen, Kreislaufbeschwerden, Verstopfung, Blähungen, Erkältungen, Grippe, Verdauungsstörungen.
Anwendung bei Frauen	Mangelnde sexuelle Erregbarkeit.
Anwendung bei Babys und Kindern	Nur in Maßen verwenden.
Anwendung im Haushalt	Reinigungsmittel.
Anwendung auf Reisen	Leichte Verdauungsbeschwerden.
Soziale und saisonale Anwendung	Wärmend, würzige Mixturen.
Anwendungsmöglichkeiten	Massageöle, Zerstäuber, Kerzen.
Warnhinweise	Nur in Maßen verwenden, da ein übermäßiger Gebrauch zu Hautirritationen führen kann. Oft wird von der Anwendung von ätherischem Öl aus Schwarzem Pfeffer bei homöopathischen Behandlungen abgeraten.
Kostenfaktor	€

Süßer Fenchel

Botanischer Name	*Foeniculum vulgare (L.).*
Synonyme	*Anethum foeniculum L.,* *Foeniculum capillaceum,* Brotsamen, Römischer Fenchel, Gewürzfenchel, Frauenfenchel, Fencheldill, Gemeiner Fenchel.
Botanische Familie	*Apiaceae.*
Duftnote	Kopf bis Herz.
Harmoniert gut mit	Zitrone, Rose, Myrrhe, Vetiver.
Alternative Öle	Echter Thymian (*Thymus vulgaris L.*).
Gewinnungsmethode	Wasserdampfdestillation der zerstoßenen Samen.
Verbreitung der Pflanze	Die Heimat des Süßen Fenchels ist der Mittelmeerraum, einschließlich Frankreich, Griechenland und Italien. Er gedeiht besonders gut in windgeschützten Gebieten in Meeresnähe. Heute wächst er in vielen Ländern auf der ganzen Welt.
Beschreibung der Pflanze	Mehrjähriges oder zweijähriges Kraut, das eine Wuchshöhe von bis zu 180 Zentimetern erreicht. Seine gelben Dolden blühen im Hoch- und Spätsommer. Es hat feine, gefiederte Laubblätter. Die Pflanze ist dem Dill (*Anethum graveolens L.*) sehr ähnlich, aber die chemische Zusammensetzung dieser beiden ätherischen Öle unterscheidet sich maßgeblich.
Hauptmerkmale des ätherischen Öls	Farblos bis blassgelb und ein süßes Aroma, das an Anis erinnert.
Chemische Hauptbestandteile des ätherischen Öls	Phenole und Monoterpene.

Wichtigste therapeutische Eigenschaften des ätherischen Öls	Schleimlösend, entzündungshemmend, antiseptisch, menstruationsfördernd, schmerzlindernd, antibakteriell, abschwellend, verdauungsfördernd.
Anwendung zur Körperpflege	Fettige Haut, reifere Haut, Falten, Blutergüsse.
Gesundheitliche Anwendung	Rheumatismus, Asthma, Bronchitis, Verstopfung, Blähungen, Verdauungsstörungen, Übelkeit.
Anwendung bei Frauen	Amenorrhoe, Wechseljahresbeschwerden, Unterstützung bei der Geburt, Menstruationsbeschwerden, Anregung der Milchproduktion bei stillenden Müttern.
Anwendung bei Babys und Kindern	Nicht für Babys und Kleinkinder geeignet.
Anwendung im Haushalt	Lufterfrischer, Reinigungsmittel.
Anwendung auf Reisen	Leichte Verdauungsbeschwerden.
Soziale und saisonale Anwendung	Reinigende Mixturen.
Anwendungsmöglichkeiten	Massageöle, Zerstäuber, Grundlage für Hautpflegeprodukte (Peelings, Lotionen, Cremes, Körperbutter, Balsame), Sprays, Kerzen. Auch als Hydrolat erhältlich.
Warnhinweise	In der Schwangerschaft zu vermeiden. Nicht für Epileptiker geeignet. Nicht bei Babys und Kleinkindern anwenden. Nicht mit Bitterfenchelöl (Foeniculum vulgare var. vulgare) zu verwechseln, dessen chemische Zusammensetzung einen höheren Anteil an Ketonen enthält.
Kostenfaktor	€

Vetiver

Botanischer Name	*Vetiveria zizanioides (L.).*
Synonyme	*Chrysopogon zizanioides,* *Andropogon squarrosus,* *Andropogon muricatus.*
Botanische Familie	*Poaceae.*
Duftnote	Basis.
Harmoniert gut mit	Sandelholz, Süßer Orange, Lavendel, Rosengeranie, Patschuli, Jasmin.
Alternative Öle	Pfefferminze (*Mentha x piperita (L.)*), Atlas-Zeder (*Cedrus atlantica*).
Gewinnungsmethode	Wasserdampfdestillation der Wurzeln. Der Destillationsprozess ist sehr arbeitsintensiv, da die Wurzeln ausgegraben und gereinigt werden müssen, bevor die langsame Destillation beginnen kann.
Verbreitung der Pflanze	Die Heimat des Vetiver sind Indonesien, Sri Lanka und Südindien. Heute wächst es in verschiedenen Ländern mit ähnlichen klimatischen Wachstumsbedingungen.
Beschreibung der Pflanze	Ein mehrjähriges, duftendes Gras mit langen, schmalen Blättern. Es hat ein kompliziertes Wurzelsystem. Vetiver ist botanisch verwandt mit der Zitronella.
Hauptmerkmale des ätherischen Öls	Oliv oder bernsteinfarben. Ätherisches Vetiveröl hat ein rauchiges, erdiges Aroma mit einer leichten Holznote.
Chemische Hauptbestandteile des ätherischen Öls	Alkohole und Ketone.
Wichtigste therapeutische Eigenschaften des ätherischen Öls	Antiseptisch, beruhigend, kreislauf- und immunstimulierend, aphrodisierend.

Anwendung zur Körperpflege	Fettige Haut, Akne.
Gesundheitliche Anwendung	Wunden, Arthritis, Rheumatismus, Muskelschmerzen, Schlafstörungen, Depressionen, Stress.
Anwendung bei Frauen	Ausbleiben der Regelblutung.
Anwendung bei Babys und Kindern	Aufgrund des Ketone-Gehalts nur mit Vorsicht anwenden.
Anwendung im Haushalt	Schockzustände, Trauerfälle.
Anwendung auf Reisen	Beruhigung in stressigen Situationen.
Soziale und saisonale Anwendung	Yogaübungen, entspannende Mixturen für Partys und Feierlichkeiten.
Anwendungsmöglichkeiten	Massageöle, Zerstäuber, Grundlage für Hautpflegeprodukte (Peelings, Lotionen, Cremes, Körperbutter, Balsame), Grundlage für Parfüme, Sprays, Badeprodukte (Öle, Sprudelbadtabletten, Badepralinen, Salze), Kerzen. Auch als Hydrolat erhältlich.
Warnhinweise	Keine bekannten Kontraindikationen bei gewöhnlicher aromatherapeutischer Anwendung.
Kostenfaktor	€€

Weihrauch

Botanischer Name	*Boswellia carterii.*
Synonyme	Olibanum, Thus (von lat. *Thus album*, ein helles Weihrauchharz).
Botanische Familie	*Burseraceae.*
Duftnote	Basis.
Harmoniert gut mit	Rose, Römischer Kamille, Lavendel, Sandelholz, Rosengeranie, Muskatellersalbei, Vetiver, Süßer Orange.
Alternative Öle	Kiefer (*Pinus sylvestris L.*), Schwarzer Pfeffer (*Piper nigrum (L.)*), Weihrauch (*Boswellia frereana*), Weihrauch (*Boswellia sacra*).
Gewinnungsmethode	Wasserdampfdestillation aus dem Gummiharz. Beim Anschneiden tritt Harz aus der Baumrinde aus. Erst wenn der Baum ausgewachsen ist, kann er Harz produzieren.
Verbreitung der Pflanze	Die Heimat des Weihrauchs ist das Gebiet rund um das Rote Meer im Nordosten Afrikas. Für die Produktion ätherischer Öle wird er heute aber auch beispielsweise in Indien, China, dem Oman (*Boswellia sacra*) und Somalia (*Boswellia frereana*) angebaut.
Beschreibung der Pflanze	Ein kleiner Baum oder Strauch mit weißen oder rosafarbenen Blüten und grünen, gefiederten Blättern.
Hauptmerkmale des ätherischen Öls	Hellgelbe Farbe und ein dominantes, würziges, balsamisches Aroma.
Chemische Hauptbestandteile des ätherischen Öls	Monoterpene.
Wichtigste therapeutische Eigenschaften des ätherischen Öls	Antiseptisch, entzündungshemmend, Antidepressivum, schmerzlindernd, adstringierend, beruhigend, schleimlösend, antibakteriell.

Anwendung zur Körperpflege	Trockene Haut, reifere Haut, Falten.
Gesundheitliche Anwendung	Angstzustände, Stress, Depressionen, Erkältungen, Asthma, Bronchitis, Atembeschwerden.
Anwendung bei Frauen	Falten, Menstruationsschmerzen.
Anwendung bei Babys und Kindern	Trockene Haut, schleimlösend, beruhigend.
Anwendung im Haushalt	Erste-Hilfe-Kasten.
Anwendung auf Reisen	Trockene Haut.
Soziale und saisonale Anwendung	Yoga, Hochzeiten, Partys, Feierlichkeiten.
Anwendungsmöglichkeiten	Massageöle, Zerstäuber, Grundlage für Hautpflegeprodukte (Peelings, Lotionen, Cremes, Körperbutter, Balsame), Grundlage für Parfüme, Sprays, Badeprodukte (Öle, Sprudelbadtabletten, Badepralinen, Salze), Kerzen. Auch als Hydrolat erhältlich.
Warnhinweise	Keine bekannten Kontraindikationen bei gewöhnlicher aromatherapeutischer Anwendung. Boswellia carterii BIRDW. steht auf der Liste der bedrohten Pflanzenarten, weshalb einige Aromatherapeuten andere Boswellia-Arten verwenden, darunter Boswellia sacra FLUECK. und Boswellia frereana BIRDW. Bitte nehmen Sie zur Kenntnis, dass diese Arten möglicherweise keine identische chemische Zusammensetzung aufweisen.
Kostenfaktor	€

Ylang-Ylang

Botanischer Name	*Cananga odorata.*
Synonyme	*Unona odoratissimum.*
Botanische Familie	*Annonaceae.*
Duftnote	Basis.
Harmoniert gut mit	Süßer Orange, Lavendel, Rosengeranie, Zitrone, Bergamotte, Sandelholz, Jasmin.
Alternative Öle	Patschuli (*Pogostemon cablin*), Myrrhe (*Commiphora myrrha*).
Gewinnungsmethode	Wasserdampfdestillation der frischen Blüten. Die Destillation ist ein langer und komplexer Prozess, und manchmal werden Destillate aus unterschiedlichen Stufen des Destillationsprozesses verkauft. Für aromatherapeutische Anwendung wird das vollständige Destillat empfohlen.
Verbreitung der Pflanze	Die Heimat des Ylang-Ylangs sind die asiatischen Tropen, einschließlich der Philippinen und Indonesiens. Heute wird er in vielen anderen Ländern zur Produktion des ätherischen Öls angebaut.
Beschreibung der Pflanze	Ein tropischer Baum oder Busch mit großen Blüten, die in weißem, gelbem oder rosafarbenem Ton auftreten. Er erreicht eine Wuchshöhe von 20 Metern.
Hauptmerkmale des ätherischen Öls	Hellgelbe Farbe und ein süßes, berauschendes, blumiges Aroma.
Chemische Hauptbestandteile des ätherischen Öls	Sesquiterpene, Alkohole, Ester und Phenole.
Wichtigste therapeutische Eigenschaften des ätherischen Öls	Antiseptisch, aphrodisierend, Antidepressivum, beruhigend und stimulierend für die Fortpflanzungsorgane.

Anwendung zur Körperpflege	Fettige Haut, Akne, allgemeine Hautpflege.
Gesundheitliche Anwendung	Depressionen, Schlafstörungen, Stress.
Anwendung bei Frauen	Mangelnde sexuelle Erregbarkeit, Haarspülung.
Anwendung bei Babys und Kindern	Hautpflege, Angstzustände, Hyperaktivität, Wutausbrüche.
Anwendung im Haushalt	Schockzustände.
Anwendung auf Reisen	Reisebedingte Angstzustände.
Soziale und saisonale Anwendung	Hochzeiten, romantische Mixturen für Partys und Feierlichkeiten.
Anwendungsmöglichkeiten	Massageöle, Zerstäuber, Grundlage für Hautpflegeprodukte (Peelings, Lotionen, Cremes, Körperbutter, Balsame), Grundlage für Parfüme, Sprays, Badeprodukte (Öle, Sprudelbadtabletten, Badepralinen, Salze), Kerzen.
Warnhinweise	Kann bei Überdosierung Kopfschmerzen oder Übelkeit hervorrufen.
Kostenfaktor	€

Zitrone

Botanischer Name	*Citrus x limon (L.).*
Synonyme	Limone.
Botanische Familie	*Rutaceae.*
Duftnote	Kopf.
Harmoniert gut mit	Anderen ätherischen Zitrusölen, Lavendel, Rosengeranie, ätherischen Gewürz- und Blütenölen mit Basisnote.
Alternative Öle	Echte Limette (*Citrus x aurantiifolia*), Süße Orange (*Citrus x sinensis (L.)*).
Gewinnungsmethode	Kaltpressung der frischen äußeren Schale.
Verbreitung der Pflanze	Die Heimat der Zitrone ist Asien. Heute wächst sie aber in der ganzen Mittelmeerregion, in Kalifornien, Florida, Italien, Zypern und anderen Regionen mit warmem, sonnigem Klima.
Beschreibung der Pflanze	Ein immergrüner Obstbaum, der eine Wuchshöhe von sechs Metern erreicht. Die Blätter des Zitronenbaums sind grün und oval, und er hat wohlriechende Blüten sowie spitze Dornen, die ihn von anderen Obstbäumen unterscheiden. Die Größe der gelben Früchte kann variieren.
Hauptmerkmale des ätherischen Öls	Hellgrüne bis gelbe Farbe und ein leichtes, frisches Zitrusaroma.
Chemische Hauptbestandteile des ätherischen Öls	Monoterpene.
Wichtigste therapeutische Eigenschaften des ätherischen Öls	Antibakteriell, antimikrobiell, virenhemmend, infektionshemmend, adstringierend, verdauungsfördernd.
Anwendung zur Körperpflege	Fettige Haut, trockene Haut, reifere Haut, Akne.

Gesundheitliche Anwendung	Kreislaufbeschwerden, Erkältungen, Grippe, Verdauungsbeschwerden, Asthma.
Anwendung bei Frauen	Cellulite.
Anwendung bei Babys und Kindern	Mangelndes Selbstvertrauen, Anhänglichkeit.
Anwendung im Haushalt	Lufterfrischer, Reinigungsmittel, Erste-Hilfe-Kasten.
Anwendung auf Reisen	Leichte Magenverstimmungen.
Soziale und saisonale Anwendung	Konzentrationsfördernd und stimmungshebend am Arbeitsplatz, Reinigung der Yogamatte, erbauliche Mischungen. Wird in konversationsanregenden Mixturen für gesellschaftliches Miteinander auf Partys verwendet.
Anwendungsmöglichkeiten	Massageöle, Zerstäuber, Grundlage für Hautpflegeprodukte (Peelings, Lotionen, Cremes, Körperbutter, Balsame), Sprays, Badeprodukte (Öle, Sprudelbadtabletten, Badepralinen, Salze), Kerzen.
Warnhinweise	Phototoxisch. Nicht bei direkter Sonneneinstrahlung, direkt vor dem Sonnenbad oder in Kombination mit anderen UV-Quellen wie Sonnenbanken verwenden. Führt möglicherweise zu Hautsensibilisierung.
Kostenfaktor	€